生物医学工程专业实践教材

医学电子学实验

牟宗霞 **主编**

周 平　彭素芬 **参编**

电子工业出版社
Publishing House of Electronics Industry
北京·BEIJING

内 容 简 介

本书是根据医学电子学实验的基本教学要求编写的。本书基于理论与实践并重的思想，在内容的安排上注重对学生基础实验技能的训练，同时加强综合应用实验项目。全书共 16 个实验，其中电路基础实验 6 个，模拟电路实验 2 个，数字电路实验 2 个，综合应用实验 6 个，各校可根据自己的需求选做。

本书可作为高等院校生物医学工程专业"医学电子学"课程的实验教材，也可供从事电子设备及电路设计和研制的工程技术人员参考。

未经许可，不得以任何方式复制或抄袭本书之部分或全部内容。
版权所有，侵权必究。

图书在版编目（CIP）数据

医学电子学实验 / 牟宗霞主编. -- 北京 : 电子工业出版社, 2025. 6. -- ISBN 978-7-121-50371-9

Ⅰ. R312-33

中国国家版本馆 CIP 数据核字第 2025BB3507 号

责任编辑：凌　毅
印　　刷：河北虎彩印刷有限公司
装　　订：河北虎彩印刷有限公司
出版发行：电子工业出版社
　　　　　北京市海淀区万寿路 173 信箱　邮编　100036
开　　本：787×1 092　1/16　印张：9.25　字数：237 千字
版　　次：2025 年 6 月第 1 版
印　　次：2025 年 6 月第 1 次印刷
定　　价：39.90 元

凡所购买电子工业出版社图书有缺损问题，请向购买书店调换。若书店售缺，请与本社发行部联系，联系及邮购电话：（010）88254888，88258888。
质量投诉请发邮件至 zlts@phei.com.cn，盗版侵权举报请发邮件至 dbqq@phei.com.cn。
本书咨询联系方式：（010）88254528，lingyi@phei.com.cn。

前　言

"医学电子学"是生物医学工程专业的一门专业基础课程，涵盖了电路基础、模拟电路和数字电路等课程的内容，以讲解电子学领域必要的理论知识、技能和方法为教学目的。学生通过此课程的学习，可以具备从事相关领域工作以及进行科学实验所需的电子学的基础知识。目前，在生物医学工程领域，"医学电子学"的实验技能是学生需要掌握的基本技能。因此，开设"医学电子学实验"课程对学生来说极为重要，它使学生能够获取必要的基本训练，以运用理论知识、实验方法和技能解决科学与技术问题。

目前出版的各类电子学实验教材大多是面向电子类专业的学生设计的，而医疗器械的电路设计与其他工业电器是有很大不同的，因此本书专门针对生物医学工程专业的学生设计了一些相关综合应用实验，如电刺激器、生物电放大器、生物医学信号滤波器、A/D 转换器、D/A 转换器等。这些都是一个医疗器械必备的电路，而这些电路在医疗器械中的设计要求和在普通工业电器中是不同的，本书将针对这些不同，介绍一些医疗器械中的典型电路。同时本书结合专业特色设计了输液报警器和病房呼叫系统两个实验，既有实际意义，又能激发学生学习的热情。

本书的特色是不仅涵盖电路基础、模拟电路和数字电路三门课程的基础实验，而且还增加了综合应用实验。综合应用实验的设计具有生物医学工程专业特色，每个实验都是研发一个医疗器械所需要的基本电路，因此对于生物医学工程专业学生来说是很有意义的。本书共16 个实验，其中电路基础实验 6 个，模拟电路实验 2 个，数字电路实验 2 个，综合应用实验 6 个，各校可根据自己的需求选做。本书在内容设计上既有横向实验，又有纵向实验，在锻炼学生基本能力的同时，也培养了学生灵活运用知识的能力；既有传统实验，又有最新研究热点的相关实验，可以让学生学以致用，知行并进。

本书由牟宗霞担任主编，周平和彭素芬参与了编写工作。其中，周平编写了第 4 章，彭素芬编写了第 5 章的 5.6 节，牟宗霞编写了其余章节，最后由牟宗霞统稿并定稿。

在本书的编写过程中，参考了许多相关文献，在此向所有作者致以诚挚的谢意！

本书虽经几次修改，但仍存在不足之处，恳请读者不吝批评指正。

目 录

第1章 绪论 ·· 1
  1.1 实验教学目的 ·· 1
  1.2 实验教学要求 ·· 1
  1.3 实验注意事项 ·· 2

第2章 电路基础实验 ·· 4
  2.1 实验1——常用电子元器件的识别 ··· 4
  2.2 实验2——常用电子仪器的使用 ·· 33
  2.3 实验3——电子电路安装技术 ··· 43
  2.4 实验4——RC 电路 ··· 52
  2.5 实验5——LC 谐振电路 ·· 61
  2.6 实验6——RLC 串联谐振电路 ·· 66

第3章 模拟电路实验 ·· 71
  3.1 实验1——单级放大器的应用 ··· 71
  3.2 实验2——集成运算放大器的应用 ··· 79

第4章 数字电路实验 ·· 90
  4.1 实验1——TTL 集成逻辑门的逻辑功能与参数测试 ···································· 90
  4.2 实验2——组合逻辑电路的设计与测试 ·· 95

第5章 综合应用实验 ·· 99
  5.1 实验1——电刺激器设计 ··· 99
  5.2 实验2——生物电放大器设计 ··· 105
  5.3 实验3——生物医学信号滤波器设计 ··· 110
  5.4 实验4——A/D、D/A 转换器应用 ·· 119
  5.5 实验5——555 定时器构成的输液报警器设计 ··· 127
  5.6 实验6——病房呼叫系统设计 ·· 135

参考文献 ··· 140

第1章 绪 论

1.1 实验教学目的

希望本书能促进学生对医学电子学理论和概念的深入领会，培养学生的基本实验技能，包括元器件的辨识和选择、实验电路的布置和调试以及实验结果的分析，从而提高学生实际动手的能力、分析问题和解决问题的能力。同时通过综合应用实验的学习，学会如何利用基础电路解决实际问题，为今后从事工程技术或科学研究工作打下基础。

系统的教学实验训练对学生的具体要求如下：

① 能够正确使用各种常用的电子仪器和仪表。
② 通过查阅资料，了解常用的电子元器件的参数和使用环境条件。
③ 能够根据电路图独立连接电路并查找线路问题。
④ 能够正确地读取实验数据，测量和绘制波形。
⑤ 能整理分析实验数据，撰写完整、条理清楚的实验报告。
⑥ 具有一定的安全用电知识。

1.2 实验教学要求

1.2.1 实验预习要求

在进行实验之前，学生必须对实验内容进行预习，了解每次实验的目的和要求做的事项，并掌握相关理论知识，对实验电路、操作流程及仪器设备操作有充分了解。基于这些准备，编写实验预习报告。预习报告的内容包括：

① 实验题目。
② 班级、姓名、学号、日期。
③ 实验目的。
④ 实验用的仪器设备。
⑤ 实验原理。
⑥ 实验内容的名称和与之对应的实验电路图（要标上元器件的参数）以及记录数据的表格，留下绘制波形的位置（如果需要画波形的话）。
⑦ 必要的计算或一些问题的解答。

在实验之前，预习报告必须由指导老师审阅，没写预习报告者不能参加本次实验。

1.2.2 实验课要求

① 实验开始前，应严格核实本次实验分发的元器件型号、规格及数量与实验要求的是否一致，并仔细核对电子测量设备的完好状态。如遇设备故障，须立即向指导老师报告，以便及时进行故障排除。
② 实验课中，仔细聆听指导老师的讲解并了解做实验时应注意的问题。

③ 连接电路之前，应熟悉实验仪器设备，了解它们的性能、额定值和使用方法。

④ 根据预习的内容和实验电路图，正确连接实验电路和仪器设备。接线完成后，要先仔细检查后再请指导老师检查，确认没有接错后，方可接通电源（接入电源前要调整好电源电压的大小，使其满足实验要求）进行实验。

⑤ 在实验过程中，要注意观察实验现象，如发现数据有疑问，应重新测量，分析原因，直至得到正确结果。

⑥ 在实验过程中，不要只埋头读数和记录，要注意观察是否出现异常情况，如有异常情况，应先断开电源，然后查找原因，待问题解决后再进行实验。

⑦ 在电路通电后，建议根据预习知识对实验观察到的现象和测量到的波形或数据读数范围进行判定。确定正常后，系统地进行实验，并在测量过程中注意记录数据（建议携带计算器以验证实验数据的正确性）。在采集数据时，各仪器仪表要保持在相同的量程不变，避免更换量程造成数据误差。

⑧ 在绘制实验曲线的过程中，需要至少采集 10 个点的观测数据。在曲线较为弯曲的部分，则需要集中采集更多的观测数据，这样有助于绘制出既平滑又准确的曲线。

⑨ 数据记录完毕后，切断电源连接，自行检查一遍实验数据是否符合实验要求，确保所有数据完整无缺，然后请指导老师复查。在指导老师确认无误之后，方可拆解电路，并整理好仪器设备和导线，将实验台面清理干净。

⑩ 实验期间要严肃认真，保持安静、整洁的实验环境。

1.2.3　实验报告要求

实验报告的撰写基于对实验的预习及实际操作的深入理解，是对整个实验活动的综合归纳。在编写实验报告时，需对实验的技术进行梳理，对实验中获取的数据进行整理和计算，并对观察到的现象、遇到的问题及所采用的解决策略进行详细记录。

实验报告应该清晰连贯、简洁明了、书写规范、图表易于辨认，报告中的结论需准确无误，分析当合乎逻辑。实验报告在预习报告的基础上增加以下内容：

① 记录了测量数据的表格，以及处理好的数据。
② 绘制的波形或曲线（如果需要画波形的话）。
③ 必要的计算或一些问题的解答。
④ 运用所学知识对实验结果进行分析、讨论。
⑤ 对实验中的问题进行讨论，并回答思考题。

注意：要求采用专用的实验报告纸，图形要画在专用的绘图纸（方格纸）上。

1.3　实验注意事项

为了人身与设备安全，并保证实验顺利进行，进入实验室后要遵守实验室的规章制度和实验室安全规则。

1. 个人安全须知

① 实验过程中应穿合适的鞋子，确保所有仪器设备都连接到良好的接地系统。

② 确保所有带电的导线都覆盖有良好的绝缘层，避免出现裸露的导线。

③ 发生触电事故时，应立即断开电源。如果电源开关的位置较为偏远，则应使用绝缘工具切断电源线，迅速使触电者与电源分离，并执行必要的急救措施。

2. 仪器设备使用安全

① 在操作仪器设备之前，务必详细了解仪器设备的使用说明和安全须知。

② 使用仪器设备时，必须按照实验电路进行接线。

③ 严禁带电连线、拆线或改接线路。

④ 接线完成后，要认真复查，确认无误后请指导老师检查，经指导老师同意后，方可接通电源。

⑤ 在操作实验仪器设备时，应谨慎地扳动或旋转面板上的开关或旋钮，避免用力过度。

⑥ 在实验过程中，如果闻到烧焦味、观察到冒烟或火花、听到异常声响、感受到仪器设备过热或发现熔断器熔化等异常情况，必须立即关掉电源，暂停操作直至故障排除。

⑦ 未经允许不得擅自更换或拆卸仪器设备，确保严格遵守操作规程。

⑧ 使用完毕后，务必将仪器设备面板上的各个开关和旋钮归位，例如将数字万用表的功能开关调至"OFF"位置等。

第 2 章　电路基础实验

2.1　实验 1——常用电子元器件的识别

2.1.1　实验目的

（1）学习电子元器件的性能特点、关键技术指标和用途等。
（2）熟练运用色标法，精准读取色环电阻的标称值，并能够准确判断其允许误差范围。
（3）熟练掌握运用数字万用表对电阻、电容、电感进行检测的操作方法。
（4）熟练掌握运用数字万用表快速且准确地判断二极管、三极管的类型与引脚的方法。
（5）掌握集成电路引脚的排列规律，并能在实际应用中迅速识别。

2.1.2　预习要求

（1）复习与实验内容相关的理论知识，如电子元器件的基本原理、特性、参数等。
（2）了解实验的步骤和流程，对实验过程有初步的认识。
（3）了解实验报告的要求，准备好记录实验数据和结果的表格或文档。

2.1.3　实验原理

电子元器件是构成电子系统的基本单元，是电子设备和电子电路的核心组成部分。在同一类产品中，元器件能够相互替换使用。熟知各种元器件的性能、测试方法及其用途，对电子电路的设计、安装与调试工作起着举足轻重的作用。

电子系统中应用最多的元器件，通常有电阻、电容、电感、二极管、三极管、集成电路等。

1. 电阻

电阻的英文是 Resistance，缩写为 R，在电路中起限流的作用，代表导体阻挡电流的程度。导体的电阻越大，对电流的阻塞越大，其大小与导体的材料、形状、体积以及周围环境等因素有关。电阻的基本单位是欧姆，简称欧，符号为 Ω。

1）电阻的命名方法

电阻型号名称通常由 4 个部分组成（不包括敏感电阻），包括主称、材料、特征分类和序号。常见的国产电阻和电位器的型号命名方法见表 2-1-1，其中，主称分两种，R 代表电阻，W 代表电位器。材料指构成电阻的材质，即电阻是由什么制成的。特征分类表明产品所属的类别，通常用数字进行分类，特殊的用字母。序号用于区别同一类产品中的不同型号，以明确产品的外观尺寸和性能参数等。

表 2-1-1 常见的国产电阻和电位器的型号命名方法

主称		材料		特征分类			序号
符号	意义	符号	意义	符号	意义		
					电阻	电位器	
R	电阻	T	碳膜	1	普通	普通	在名称和材质一致、仅在性能指标和尺寸上存在细微差异且这些差异基本不影响产品之间互换使用的情况下，分配相同的序号。如果性能指标和尺寸的差异足以显著影响产品之间的互换使用，则在序号后加上大写字母以进行区分
W	电位器	H	合成膜	2	普通	普通	
		S	有机实心	3	超高频	—	
		N	无机实心	4	高阻	—	
		J	金属膜	5	高温	—	
		Y	氧化膜	6	—	—	
		C	沉积膜	7	精密	精密	
		I	玻璃釉膜	8	高压	特殊函数	
		P	硼碳膜	9	特殊	特殊	
		U	硅碳膜	G	高功率	—	
		X	线绕	T	可调	—	
		M	压敏	W	—	微调	
		G	光敏	D	—	多圈	
		R	热敏	B	温度补偿用	—	
				C	温度测量用	—	
				P	旁热式	—	
				W	稳压式	—	
				Z	正温度系数	—	

例如一个微调线绕电位器，型号是 WXW 1-1，第一部分 W 是主称（电位器），第二部分 X 是材料（线绕），第三部分 W 是特征分类（微调），第四部分 1-1 是序号。

2）电阻的主要特性参数及标识方法

（1）主要特性参数

电阻作为电子领域中极为基础且关键的元件，其主要特性参数涵盖了标称阻值、阻值允许误差和额定功率。

直观来讲，标称阻值就是清晰标注在电阻表面的电阻值，它为使用者在电路设计和搭建过程中提供了关键的基础参考。阻值允许误差反映的是电阻表面所标注电阻值的偏离状况，其本质代表着电阻在实际应用中所允许出现的最大误差范围。国家充分考量了便于生产操作以及满足各类实际使用场景需求等因素，科学合理地确定了一组特定数值作为电阻产品的标准，这组数值便是电阻的标称阻值。在实际应用中，常见的标称阻值系列有 E-24、E-12、E-6。若想深入了解这些系列具体的标称阻值以及对应的允许误差，可参考表 2-1-2，该表能够为相关技术人员和研究人员提供精准且详尽的数据支持。

表 2-1-2 常见标称阻值系列和允许误差

标称阻值系列	允许误差/%	误差等级	标 称 值
E-24	±5	I	1.0、1.1、1.2、1.3、1.5、1.6、1.8、2.0、2.2、2.4、2.7、3.0、3.3、3.6、3.9、4.3、4.7、5.1、5.6、6.2、6.8、7.5、8.2、9.1
E-12	±10	II	1.0、1.2、1.5、1.8、2.2、2.7、3.3、3.9、4.7、5.6、6.8、8.2
E-6	±20	III	1.0、1.5、2.2、3.3、3.9、4.7、6.8

除了上面提到的常见系列，还有 E-48、E-96、E-192 这三个高精密电阻系列，它们对应的允许误差分别为±2%、±1%和±0.5%。如此微小的误差，确保了电阻在复杂电路环境中能够稳定且精准地工作。根据国家标准，在生产某系列电阻时，其标称阻值必须等于该系列中标称值的 10^n（n 为正整数）倍。这一严格规定旨在保证电阻产品的标准化和通用性，便于人们在各类电子电路中进行准确的设计与应用。例如，当生产 E-12 系列的电阻时，生产厂家应遵循标准，生产标称阻值为 1.8Ω、18Ω、180Ω、1.8kΩ、18kΩ 等数值的电阻，而不应生产像 1.9Ω、19Ω、190Ω、1.9kΩ 这类不符合标准的标称阻值的产品。

电阻的额定功率是一个至关重要的参数，它是指电阻在电路中能够长时间稳定运行，既不会因过热而损坏，也不会导致性能发生改变的最大允许功率。需要注意的是，额定功率并非电阻在实际电路中必然消耗的功率，而是它所能承受的功率上限。不同类型、规格的电阻，其可承受的额定功率存在差异。常见的电阻额定功率规格有 1/8W、1/4W、1/2W、1W、2W、4W、8W、10W 等。在实际识别中，这些额定功率数值一般会以清晰的数字形式印在电阻表面，方便使用者快速读取。此外，在一些情况下，也可根据电阻的体积大小对其额定功率进行大致判断，通常体积越大，所能承受的额定功率相对越高。

（2）标识方法

在电子领域，固定电阻作为常用元件，其相关参数的标识至关重要。一般情况下，固定电阻会采用直标法或色标法，将标称阻值、允许误差及额定功率清晰地标记在电阻本体上。下面详细介绍这两种在实际应用中广泛使用的标识方法。

① 直标法。指的是通过组合阿拉伯数字和符号来表示电阻的信息，包括标称阻值、允许误差和额定功率等。

其中，阻值单位一般用字母表示，其所示单位如表 2-1-3 所示。允许误差的大小表示一般有两种方法：一是用罗马数字 I、II、III 分别表示误差±5%、±10%、±20%（见表 2-1-2），如果没有标注误差，则是默认值±20%；二是用字母表示，各字母对应的允许误差见表 2-1-4。

表 2-1-3 电阻的字母表示单位表

字 母	R	K	M	G	T
表 示 单 位	欧姆（Ω）	千欧姆（10^3Ω）	兆欧姆（10^6Ω）	千兆欧姆（10^9Ω）	兆兆欧姆（10^{12}Ω）

表 2-1-4 电阻的字母允许误差表

字 母	E	X	Y	H	U	W	B
允许误差/%	±0.001	±0.002	±0.005	±0.01	±0.02	±0.05	±0.1

续表

字母	C	D	F	G	J（Ⅰ）	K（Ⅱ）	M（Ⅲ）
允许误差/%	±0.2	±0.5	±1	±2	±5	±10	±20

直标法常见形式主要有 4 种。

- 以"数值+单位+允许误差"的格式呈现，比如"13kΩ±5%"，表示阻值是 13kΩ，其允许误差为±5%。
- 采用"数值+单位"进行标注。当电阻仅以此种方式标识时，虽然未明确标出允许误差，但按照行业默认规则，其误差为±20%。例如"18kΩ"或"18K"表示阻值都是 18kΩ，误差为±20%。这种标注在一些对电阻精度要求不高的电路中较为常见，简化了标识，同时也能满足基本使用需求。
- 利用单位字母来代表小数点位置。在这种标注方法中，单位采用特定字母表示（具体可参考表 2-1-3）。单位字母前面的数字代表整数阻值部分，而后面的数字则依次对应小数点后第一位和第二位的阻值。像"1R8"代表的实际阻值就是 1.8Ω，"1K8"表示 1.8kΩ，"R18"则表示 0.18Ω。这种标注方式巧妙地利用字母，简化了阻值表示，在一些小型化、集成化的电路设计中应用广泛。
- 直接用数字表示。当电阻仅用 3 位数字标注时，默认其单位为 Ω。基本规则如下：前两位表示有效数字，第三位表示乘以 10 的幂次数。例如，104 表示 $10\times10^4\Omega$，即 100000Ω 或 100kΩ。

直标法标识举例：RT71-1W-3R6-Ⅱ，代表的是精密碳膜电阻，其中 RT71 是型号，1W 是指额定功率 1W，3R6 指标称阻值是 3.6Ω，Ⅱ 指允许误差为±10%。

② 色标法。色标法是一种标注电阻类别和主要技术参数数值的方法。色环有 3 种类型：三色环、四色环、五色环。三色环表示有效数字（前两位）和倍率（第三位），三色环时的允许误差都是±20%。四色环则包括有效数字（前两位）、倍率（第三位）和允许误差（第四位），四色环的最后一环只能是金色或者银色。五色环同样包括有效数字（前三位）、倍率（第四位）和允许误差（第五位）。四色环、五色环电阻有两个明显特征：一是代表允许误差的色环离其他色环较远；二是这个色环宽度是其他色环的 1.5～2 倍。然而，在实际中，部分色环电阻由于生产工艺差异或外观磨损等原因，可能无法通过上述典型特征来准确判断。遇到这种情况时，可以借助数字万用表进行辅助判断。电阻各色环代表的数值见表 2-1-5，默认单位为Ω。

表 2-1-5　电阻各色环代表的数值

颜　色	第一位有效数字	第二位有效数字	第三位有效数字	倍　率	允许误差
黑	0	0	0	10^0	
棕	1	1	1	10^1	±1%
红	2	2	2	10^2	±2%
橙	3	3	3	10^3	
黄	4	4	4	10^4	
绿	5	5	5	10^5	±0.5%
蓝	6	6	6	10^6	±0.25%

续表

颜　　色	第一位有效数字	第二位有效数字	第三位有效数字	倍　率	允许误差
紫	7	7	7	10^7	±0.1%
灰	8	8	8	10^8	
白	9	9	9	10^9	
金				10^{-1}	±5%
银				10^{-2}	±10%

例如，色环为橙、蓝、绿，表示 $36×10^5$ 即 $3.6MΩ±20%$ 的电阻。色环为红、紫、红、金，表示 $27×10^2$ 即 $2.7kΩ±5%$ 的电阻。色环为橙、蓝、红、棕、红，表示 $362×10$ 即 $3.62kΩ±2%$ 的电阻。

3）电阻的分类

（1）根据阻值特性分类

根据阻值特性可以将电阻分为 3 类，包括固定电阻、可变电阻和特种电阻，其中特种电阻如敏感电阻和保险电阻。

① 固定电阻是电路中最常用的电阻，其阻值固定且不可调节。它们是电子电路中最基本和普遍使用的被动元件之一，具有高可靠性和稳定性。固定电阻的基本用途包括限流、分压、滤波、偏置设置和电信号调整等。

② 可变电阻，也就是我们常说的电位器，在电路中起着独特的作用。它有 3 个引脚，其中两个引脚之间的电阻值是固定的，这个固定的电阻值便是该可变电阻的阻值。而第三个引脚与前两个引脚中的任意一个之间的电阻值，则会随着轴臂的旋转而改变。这种特性使电位器能够灵活地调节电路中的电阻大小，从而实现对电流、电压等参数的精准控制。

电位器的种类丰富多样，按照不同的标准可以进行多种分类。从制造材料的角度来看，主要分为线绕电位器和非线绕电位器两大类别。如果依据结构来划分，电位器有单圈电位器、多圈电位器，还有单联、双联及多联电位器。并且在这些类型中，还可以进一步细分出带开关电位器、锁紧型电位器和非锁紧型电位器等。而按照调节方式来区分，电位器又可分为旋转式电位器和直滑式电位器。

在性能参数方面，电位器和固定电阻有相似之处，同样具备标称阻值、允许误差及额定功率等重要参数。为了方便使用者识别和应用，这些参数一般会采用直标法清晰地标注在电位器上。

③ 特种电阻，是一种具有特殊功能或特殊技术参数的电阻。它可能具有特定的工作温度范围、防潮防尘性能、防爆性能等特点，以满足特定的工业或应用需求。常见的特种电阻包括保险电阻和敏感电阻两类。

保险电阻是一种用于限制电流或保护电路的电阻。它能够通过控制电流的大小来保护电路中的其他元件，避免过载或短路导致的电路损坏。

敏感电阻是其阻值会受到外部环境或输入信号的微小变化而发生明显变化的电阻。这种电阻通常用于传感器、检测器和精密测量等应用中，以便对微小变化进行检测。敏感电阻的特点是其阻值对外界影响敏感，能够高度响应变化，因此在一些对精度要求较高的电路中得到了广泛应用，如压敏电阻、热敏电阻、光敏电阻，下面简单介绍这3种电阻。
- 压敏电阻：一种能够根据外加压力或应变程度改变阻值的电阻，也称为压力敏感电阻或应变敏感电阻。压敏电阻的工作原理是：利用材料在外力作用下的形变来改变阻值，从而实现对压力或应变的感知和转换。这种电阻通常被用于力、重量、扭矩等力学参数的测量和控制中，也可应用于触摸屏、压力传感器和力感测器等设备中。
- 热敏电阻：其阻值随温度变化而变化，分为正温度系数热敏电阻（PTC电阻）和负温度系数热敏电阻（NTC电阻）。PTC电阻常温下只有几欧姆或几十欧姆，当电流超过额定电流时，阻值迅速增大到几千欧姆，常用于电机启动电路和过流保护电路中。而NTC电阻常温下有几千欧姆，当温度升高或通过的电流增大时，其阻值急剧下降，常用于温度补偿及温度控制电路中。
- 光敏电阻：一种能够根据光照强度变化而改变阻值的电阻，简称为光阻。光敏电阻通常由半导体材料制成，其中包含了能够吸收光子的材料，如硒化镉或硒化锌。在受到光照射时，光敏电阻的阻值会随之变化，其在光敏应用中起到控制或检测的作用。

（2）按制作材料分类

按制作材料分，常见的有碳膜电阻、金属膜电阻、金属氧化物膜电阻、线绕电阻、厚膜电阻、薄膜电阻、玻璃釉电阻、无感电阻等。

① 碳膜电阻是一种常见的固定电阻，由在陶瓷棒上镀一层均匀的碳膜作为电阻材料而制成，如图2-1-1所示。碳膜的厚度和均匀度决定了电阻的大小。完成碳膜涂层后，通过激光或机械方式切割碳膜，以调整阻值到精确值。最后，电阻两端焊接上引线并加以封装。

碳膜电阻具有成本低廉、生产简单、容易获得等特点，但与金属膜电阻或其他类型的精密电阻相比，其温度系数较大，稳定性和精度较低。因此，碳膜电阻主要应用于对电阻精度要求不高的场合。

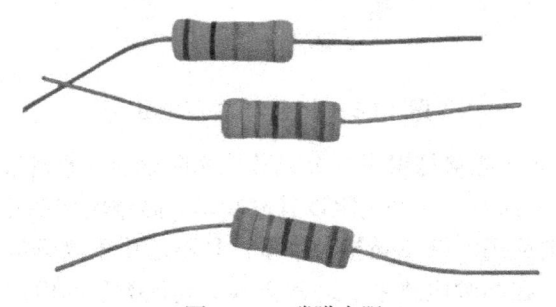

图 2-1-1　碳膜电阻

② 金属膜电阻是一种高精度和高稳定性的固定电阻，主要由在陶瓷棒或塑料棒上镀一层薄金属膜制成，如图2-1-2所示。这种金属膜通过真空沉积等技术涂覆在绝缘体（通常是陶瓷）上，然后通过激光切割技术或化学蚀刻技术调整其阻值至精确值。金属膜的材质通常包括镍铬合金等，这些材料具有良好的温度系数和电阻稳定性。

金属膜电阻的特点是精度高（允许误差可以达到±0.1%）、温度系数小、噪声低、长期稳定性强。因此，它们适用于需要高精度阻值的电路中。相比碳膜电阻，金属膜电阻通常价格更高，但提供了更好的性能和可靠性。

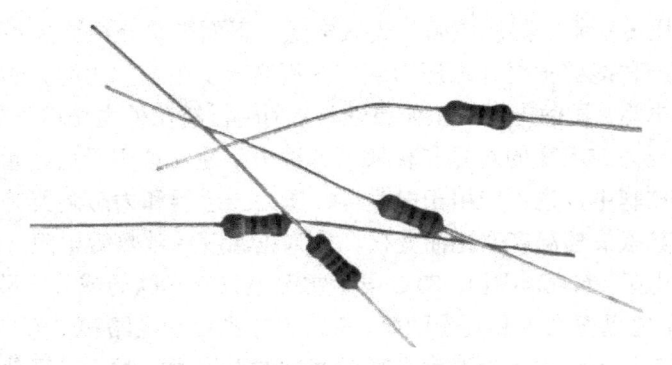

图 2-1-2　金属膜电阻

③ 金属氧化物膜电阻是一种高性能的电阻，其主要材料为金属氧化物（如氧化锡、氧化钌等），通过化学气相沉积（CVD）或物理气相沉积（PVD）等方法将金属氧化物膜沉积在陶瓷基体表面，然后经过高温烧结和光刻刻蚀工艺形成所需的阻值和形状，如图 2-1-3 所示。金属氧化物膜电阻具有耐高温、高稳定性、高精度和低噪声等特点，广泛应用于精密测量仪器、高频电路、工业控制和汽车电子等对性能要求较高的场合。其优点包括优异的温度系数和时间稳定性，适用于高温和恶劣环境；缺点是成本相对较高，体积较大。

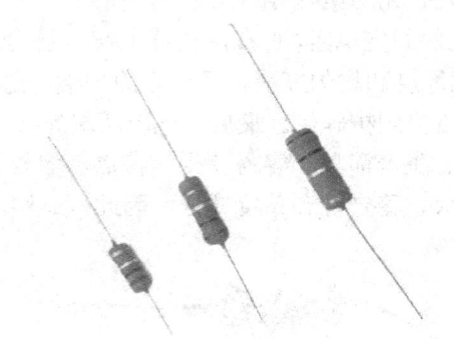

图 2-1-3　金属氧化物膜电阻

④ 线绕电阻由金属丝（通常是镍铬合金或其他高阻合金）紧密绕制在陶瓷、塑料或玻璃纤维上而制成，如图 2-1-4 所示。这种电阻以其高功率、高精度和高稳定性而闻名，通常用于需要承受较高功率负载的应用。缺点是相对笨重，且不适用于高频应用，因为其自身的电感成分可能影响电路性能。在高频电路中，通常会选择其他类型的电阻，如金属膜电阻或碳膜电阻。

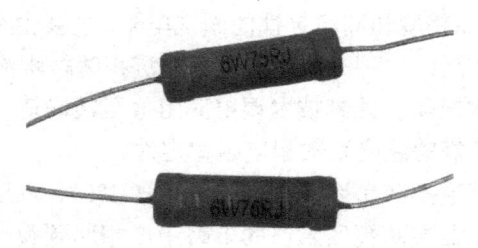

图 2-1-4　线绕电阻

⑤ 厚膜电阻的主要材料为陶瓷基体上印刷的厚膜电阻材料，如金属氧化物或金属合金。在陶瓷基体上通过丝网印刷技术涂覆电阻浆料，然后经过高温烧结固化，形成所需的电阻层。如图 2-1-5 所示，厚膜电阻具有成本低、尺寸小、易于集成等优点，适用于表面贴装技术（SMT），广泛用于消费电子、通信设备和汽车电子等领域。然而，其精度相对较低，温度系数较大，且在高频应用中的性能不如薄膜电阻。

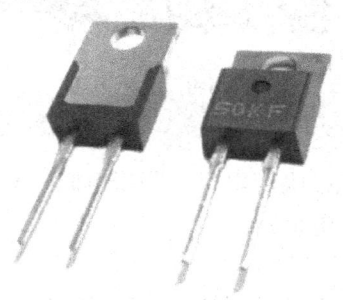

图 2-1-5　厚膜电阻

⑥ 薄膜电阻：在绝缘基片上沉积一层非常薄的金属或合金薄膜，并通过光刻或化学蚀刻技术制出所需的阻值和形状，如图 2-1-6 所示。这种电阻因其精确的阻值、高稳定性、低噪声和小尺寸而得到广泛应用。缺点是制造工艺通常较复杂，成本较高。

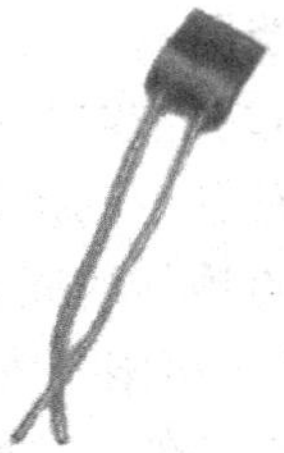

图 2-1-6　薄膜电阻

⑦ 玻璃釉电阻是一种特殊的电阻，其材料主要为玻璃釉和陶瓷基体，通过将玻璃釉电阻材料涂覆在陶瓷基体上，经过高温熔烧形成坚硬的电阻膜。制作方法包括涂覆、干燥和烧结等步骤。如图 2-1-7 所示，玻璃釉电阻具有耐高温、稳定性好、防潮性强等优点，适用于需要在恶劣环境中工作的电路，如工业控制、汽车电子和军事设备。然而，其制造成本较高，且体积相对较大，不适用于空间受限的应用场合。

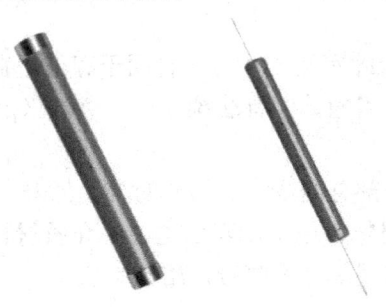

图 2-1-7　玻璃釉电阻

⑧ 无感电阻是上述各种材料通过特殊设计来减少电感而制成的电阻，如图 2-1-8 所示。无感电阻常用作负载，它能有效吸收那些在使用过程中产生的多余、无用的电量，避免这些电量对产品造成不良影响。同时，无感电阻还具备缓冲、制动的功能，基于这一特性，无感电阻也常被称为制动电阻或负载电阻。常见的无感电阻有 TO-220 大功率负载电阻。

图 2-1-8　无感电阻

（3）按用途分类

电阻还可以按用途分类，包括限流电阻、降压电阻、分压电阻、去耦电阻、保护电阻、启动电阻、信号衰减电阻、取样电阻等。

4）性能测量

当电阻的外表面上标注的类别和主要技术参数数值因某些原因而不清晰或脱落时，需要进行测量以确定其精确的电阻值。

可以选择数字万用表的电阻挡对电阻值进行精确测量，在检测前，先识读出电阻的标称阻值，然后选用合适的挡位并进行电阻挡校零，然后开始检测，如数字万用表读数与标称阻值一致，则表示电阻完好，可正常使用。如果标称阻值模糊，可先选用电阻挡的最大挡位进行测量，然后慢慢调小直至找到合适的挡位。

在进行电位器的性能测试过程中，首先应对其标称阻值进行验证，即测定电位器两端点间的电阻值是否符合规定。接下来需评估其滑动接触性能，具体操作为：设置数字万用表至电阻挡，在保持一表笔与电位器中心接点连接的同时，另一表笔连接至剩余两端点的其中一个。随后缓慢旋转电位器的调节旋钮，从一极限位置转动至另一极限位置，电阻值应从零（或其标称阻值）线性变化至标称阻值（或零）。在此过程中，数字万用表的读数应持续平滑变动。转动旋钮应感觉顺畅，无任何松紧或异常噪声现象，以确认电位器的机械与电气性能均良好。若是开关电位器，还应检测开关是否正常。

5）用途

电阻的主要物理特征是变电能为热能，也可以说它是一个耗能元件，电流经过它就产生内能，其主要用途包括限流、分压、降压、保护、做发热元件、实现阻抗匹配等。

2. 电容

电容的英文是 Capacitor，缩写为 C，是一种用于存储电荷的电子元件。常见的电容类型包括固定电容和可变电容，常用的单位有法拉（F）、微法（μF）和皮法（pF）。

1）电容的命名方法

国产电容型号名称由 4 个部分组成，各部分的含义见表 2-1-6。第一部分为主称，用字母"C"表示电容；第二部分为材料，用字母表示电容的介质材料；第三部分为特征分类，用数字或字母表示电容的类别；第四部分为序号，用数字表示。

表 2-1-6 国产电容型号命名方法

主称		材料		特征分类					序号
符号	意义	符号	意义	符号	意义				
					瓷介	云母	电解	其他	
C	电容	C	高频陶瓷	1	圆形	非密封	箔式	非密封	对于具有相同主称和材料的产品，在尺寸和性能指标略有不同但可以互换使用的情况下，它们将被归入同一序号下。而在尺寸和性能指标存在显著差异，不能互换使用的情况下，在序号后加上大写英文字母以区分
		Y	云母	2	管形	非密封	箔式	非密封	
		I	玻璃釉	3	叠片	密封	烧结粉，非固体	密封	
		O	玻璃膜	4	独石	密封	烧结粉，固体	密封	
		Z	纸介	5	穿心	—	—	穿心	
		J	金属化纸	6	支柱	—	—	—	
		B	聚苯乙烯	7	—	—	无极性	—	
		L	涤纶	8	高压	高压	高压	高压	
		Q	漆膜	9	—	—	特殊	特殊	
		S	聚碳酸酯	J	金属化型				
		H	纸膜复合	W	微调型				
		D	铝电解	G	高功率型				
		A	钽电解	T	叠片式				
		N	铌电解	Y	高压型				
		G	合金电解	X	小型				
		T	低频陶瓷	D	低压				
		E	其他材料电解	C	穿心式				

例如，CY31 型密封云母电容，C 代表主称（电容），Y 代表材料（云母），3 代表特征分类（密封），1 代表序号。

2）电容的主要特性参数及标识方法

（1）主要特性参数

电容的主要特性参数有电容量、允许误差、额定工作电压、绝缘电阻和频率等。

① 电容量，描述了电容可以存储的电荷量的大小。通常用符号 C 表示，它的单位是法（拉），通常用微法（μF）、皮法（pF）或纳法（nF）来表示。电容的电容量与其存储的电荷量成正比，与其两极板间的电压成反比。具体来说，电容量的数值等于当电容两端施加 1V 电压时所存储的电荷量。针对电容，国家也规定了一系列的产品标准，常见的标称容量系列有 E24、E12、E6，电容的标称电容值和允许误差同电阻，见表 2-1-7。

表 2-1-7 固定电容的标称容量和允许误差

标称容量系列	E24	E12	E6
允许误差	±5%（I）或（J）	±10%（II）或（K）	±20%（III）或（m）
标称电容值	10，11，12，13，15，16，18，20，22，24，27，30，33，36，39，43，47，51，56，62，68，75，82，91	10，12，15，18，22，27，33，39，47，56，68，82	10，15，22，23，47，68

注：标称电容值为表中数值或表中数值乘以 10^n，其中 n 为正整数或负整数，单位为 pF。

② 允许误差，是指实际电容值与标称电容值之间的最大允许误差。这种误差通常以百分比表示，不同的电容类型和用途，其允许误差的范围也会不同。

在电子设备中，电容的误差范围可能从±0.1%到±20%不等。例如，高精度的电容，如薄膜电容，通常具有较小的误差范围（如±1%、±5%），而一些陶瓷电容可能具有更大的误差范围，如±10%、±20%。这些信息通常会在电容的规格书或数据手册中明确标注。选择合适的误差范围取决于电路的设计需求和对精度的要求。固定电容的允许误差分8级，见表2-1-8。

表2-1-8 固定电容允许误差的级别

允许误差	±1%	±2%	±5%	±10%	±20%	−30%~+20%	−20%~+50%	−10%~+100%
级 别	0.1	0.2	Ⅰ	Ⅱ	Ⅲ	Ⅳ	Ⅴ	Ⅵ

③ 额定工作电压，是指在正常工作条件下，电容可以安全承受的最大电压。超过这个额定工作电压，可能导致电容损坏或出现故障。在实际应用中，电容的耐压值会随着温度的增加而降低。常用固定电容的额定工作电压为6.3V、10V、16V、25V、40V、63V、100V、250V、400V、630V、1000V、2000V。

④ 绝缘电阻，是指电容内部材料之间或内部材料与外界之间的电阻，用来描述电容对电流的绝缘性能。通过在特定电压下对电容进行测试来测量，较高的绝缘电阻意味着电容对电流的绝缘性能更好，电容可以在更高的电压下工作而不发生电荷泄漏。因此，对于一些需要在高压或高温环境下工作的应用，要求电容具有更高的绝缘电阻是非常重要的。

⑤ 频率。频率特性是指电容在不同频率下的响应和表现。一般来说，电容的电容值在低频时较为稳定，但在高频范围内会有所降低。随着频率的增加，电容的阻抗会逐渐减小。当电容在谐振频率以下（容性区域）工作时，它表现出容性特性，通过存储和释放电荷来响应电路中的信号。但当电容在谐振频率以上（感性区域）工作时，其阻抗开始有感性特性，这可能会影响电路的性能，并导致意外情况发生。因此，在设计和选择电容时，应避免让电容工作在谐振频率以上。

（2）标识方法

下面介绍电容参数的几种常见标识方法。

① 直标法。电容的直标法是一种直接将电容的主要参数，如电容值和耐电压等，明确标注在电容外壳上的方法。此方法常见于较大的电容，确保使用者可以轻易识别和选用合适的电容。

例如，一个电容上可能会直接标注"100μF 25V"，表明它的电容值为100μF，并且最大耐压为25V。这种标记方法简单直观，便于快速辨认。

直标法还有简略标记方式，通常用在小型电容上。在这种标记法中，使用数字和字母的组合来表达电容值，而具体的单位（pF、nF、μF）则是根据数值的大小隐含的。例如，"3μ6"表示3.6μF，"1n"表示1nF（等同于1000pF），"1p8"表示1.8pF。如果电容上不标注单位，识读规则是：当数值在1到9999之间时，默认单位是皮法（pF）；当数值小于1时，默认单位是微法（μF）。

② 数码标注法。数码标注法通常在小型表面贴装（SMD）电容上使用，分为三位数字标注和两位数字加字母标注两种，默认单位为pF。基本规则如下：

- 三位数字标注：前两位表示有效数字，第三位表示乘以的 10 的幂次数。例如，104 表示 10×10^4，即 100000pF 或 100nF 或 0.1μF。
- 两位数字加字母标注：两位数字表示有效数字，字母表示乘以的 10 的幂次数（通常在字母 J、K、M 中选择）。例如，10K 表示 10×10^3，即 10000pF 或 10nF。

字母 J、K、M 具体表示如下：

J 通常表示 1，即乘以 10；

K 通常表示 3，即乘以 1000；

M 通常表示 6，即乘以 1000000。

③ 色标法。通常用于无极性的瓷片电容和一些老式的电容，类似于电阻的色标法。它使用一组色环来表示电容的电容值和允许误差，常见的有四色环和五色环两种标法。具体规则如下：

- 四色环法

前两条色环表示有效数字，第三条色环表示倍乘数，即前两个数字应乘以的 10 的幂次数。第四条色环表示允许误差，默认单位 pF。色环颜色对应的数据见表 2-1-9。

例如，如果四色环分别是红色、黄色、橙色、金色，表示 24×10^3=24000pF = 24nF，允许误差为±5%。

- 五色环法

五色环在四色环上增加了一个数字色环，使数值更精确，这在高精度电容中非常有用。前三条色环表示有效数字，第四条色环表示倍乘数，第五条色环表示允许误差，默认单位 pF。色环颜色对应的数据见表 2-1-9。

例如，如果五色环分别是绿色、蓝色、黑色、红色、银色，表示 560×10^2 = 56000pF = 56nF，允许误差为±10%。

表 2-1-9　色标电容色环颜色的含义

色环颜色	有效数字	倍乘数	允许误差
棕	1	10^1	—
红	2	10^2	—
橙	3	10^3	—
黄	4	10^4	—
绿	5	10^5	—
蓝	6	10^6	—
紫	7	10^7	—
灰	8	10^8	—
白	9	10^9	—
黑	0	10^0	—
金	—	10^{-1}	±5%
银	—	10^{-2}	±10%
无色	—	—	±20%

3）电容的种类

电容可从多个维度进行分类。

（1）按结构与容量变化分类

① 固定电容：容量固定，如常见的瓷片电容、涤纶电容，广泛用于各类需稳定电容值的电路，像收音机的振荡电路。

② 可变电容：容量在一定范围内可调，如空气可变电容、薄膜可变电容，常用于收音机、电视机的调谐电路，用来调节接收频率。

③ 微调电容：微调容量，实现小范围精确调整，如瓷介微调电容、云母微调电容，多在电子仪器中校准电路参数。

（2）按工作原理分类

① 无极性可变电容：电容值可变且无正负极之分，常用于高频电路的频率调节，如无线通信设备。

② 无极性固定电容：电容值固定，无正负极之分，在信号耦合、滤波等电路常见，像音响的音频耦合电路。

③ 有极性电容：有正负极之分，一般电容量较大，如电解电容，常用于电源滤波电路，用来稳定直流电压。

（3）按封装形式分类

① 直插式电容：有引脚，插入电路板孔焊接，散热好、安装稳固，在传统电路板和对空间要求不苛刻的电路中使用。

② 贴片式电容：无引脚，贴装在电路板表面，体积小、适合自动化生产，在小型化、高度集成的电子产品中广泛应用。

（4）按电介质材料分类

① 陶瓷电容：又分为瓷片电容和独石电容，使用陶瓷材料作为介质，如图2-1-9所示。这类电容是无极性的，同时具有较小的体积、较低的成本、较高的温度和电压稳定性，常用于高频应用，如RF（射频）电路。

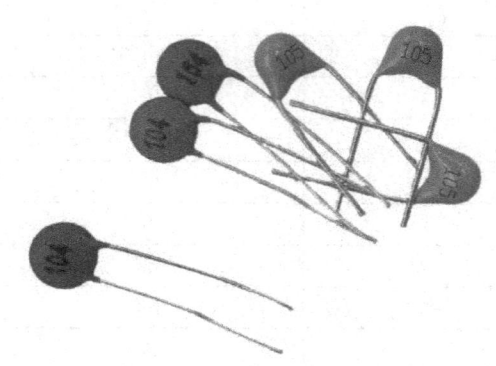

图2-1-9　陶瓷电容

② 电解电容：通常使用氧化铝（铝电解电容）、氧化钽（钽电解电容）或固态电介质（固态电解电容）等作为介质，如图2-1-10所示。电解电容有极性，必须按正确方向接入电路。它们提供较大的电容值，常用于电源过滤和低频电路。

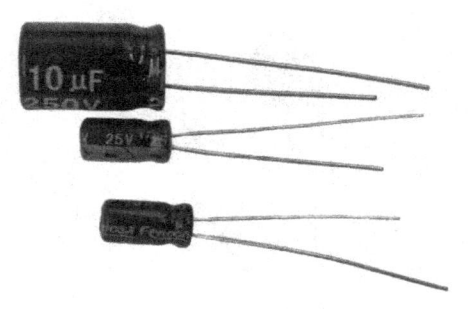

图 2-1-10　电解电容

③ 薄膜电容：使用薄塑料膜或金属化膜作为电介质。薄膜电容是无极性的，提供准确的电容值和良好的温度稳定性。如图 2-1-11 所示，常见的薄膜类型包括聚酯膜（Mylar）、聚丙烯膜（PP）和聚苯硫醚（PES）等。

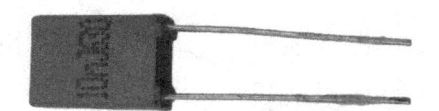

图 2-1-11　薄膜电容

④ 云母电容：以云母为介质。多呈方块状，耐高压性能出色。如图 2-1-12 所示，云母的介电强度高、常数大、损耗小、化学与热稳定性好，还易制成均匀薄片，这些特性让它无可替代。不过，受介质限制，云母电容的容量难以做大，且造价较高。

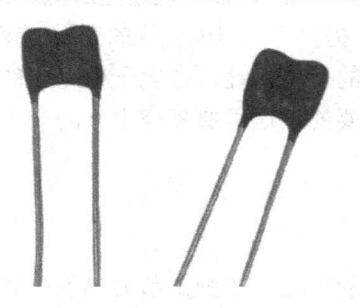

图 2-1-12　云母电容

⑤ 玻璃电容：是一种特殊类型的电容，以玻璃材料作为介质。如图 2-1-13 所示，这类电容通常用于高温和高电压环境中，因为玻璃具有优越的化学稳定性、热稳定性和电绝缘性能。玻璃电容有单层玻璃电容和多层玻璃电容，主要应用于军事和航空领域。

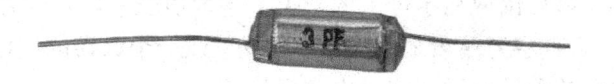

图 2-1-13　玻璃电容

⑥ 钽电容：使用钽金属作为阳极材料，氧化钽作为介质的电容，如图 2-1-14 所示。钽电容因其高容量、小体积和良好的耐温特性而在电子设备中尤为重要，通常用在需要较小体积和长寿命的设备中。

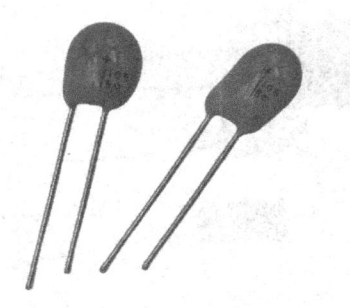

图 2-1-14　钽电容

⑦ 纸介电容：使用浸油纸或塑料薄膜类纸作为介质，如图 2-1-15 所示。这种类型的电容在现代电子设备中使用较少，但在早期电子设备中广泛使用。其主要特点包括较大的体积和较低的成本。

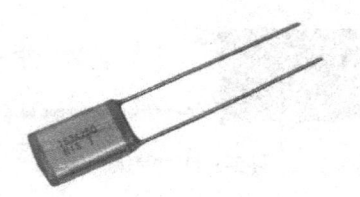

图 2-1-15　纸介电容

⑧ 超级电容：也被称为双电层电容，是一种具有非常高的电容值的电容。超级电容存储和释放能量的速度远超过传统电容，因此在需要快速充放电的应用场合特别有用。超级电容弥补了传统电容和电池之间的差距，提供了比电池更快的充放电速度和比传统电容更高的能量密度。

每种类型的电容因其特定的介质特性，在电子电路中的应用也有所不同。设计电路时，选择合适的电容类型是非常重要的，这需要考虑电路的要求，包括工作频率、电压、电流和环境条件等。

4）电容性能测量

（1）电容值测量

使用数字万用表测量电容的方法：在测量前要确保电容已放电（可以将一个电阻连接在电容的两端来短暂放电），然后测量时打开数字万用表，将旋钮转到电容测量模式，通常标示为"Cap"或电容的符号。检查数字万用表是否需要特定的连接端口用于电容测量（有些数字万用表可能有专用的电容测量端口）。然后清洁电容的引脚，确保没有氧化或脏污而影响读数。将电容的两个引脚分别连接到数字万用表的电容测量接头。如果电容有极性，可根据数字万用表的指示正确连接。最后读取显示屏上的数值，该数值表示电容的容值，通常以 pF、nF、μF 为单位。注意：如果数字万用表显示 OL（过载）或一个错误的读数，可能是因为电容的容值超出了数字万用表的测试范围，或者电容已损坏。

（2）并联法测量小电容值电容

当电容值非常小（50pF 以下）时，直接用数字万用表测量容值，误差会较大，这时可以用一个已知的较大电容与待测小电容并联，通过测量总电容来间接获取小电容的值。具体步骤如下：

① 选择一个额定容量约为 220pF 的参考电容，使用数字万用表测量并记录这个参考电容

的实际电容值 C_1。

② 将待测试的小电容与参考电容并联连接,并确保所有的连接点都干净、牢固。

③ 使用相同的数字万用表测量并联后的总电容值 C_2。

④ 通过计算两者的差 $C_3 = C_2 - C_1$ 来得到未知小电容的电容值。

(3) 电解电容的测量

① 测量电解电容的漏电流

a．选择电阻挡：将指针式万用表拨至电阻挡，通常选择 R×1k 挡。这个挡位用于测量电阻值，适合评估电解电容的漏电流。

b．连接表笔：黑表笔连接到电容的正极（"+"），红表笔连接到电容的负极（"-"）。

c．测量过程：在测量时，表针会迅速向右摆动，这是因为电容在初次连接时会通过表笔形成一个短时间通路，从而迅速充电。

随后，表针会慢慢退回，这是因为电容充满电后不再通过电流，表针会退回到高阻值区域。

d．结果判断：

正常情况——在使用指针式万用表检测电容时，当表针最终稳定下来时，其指示的电阻值大小与电容的漏电流及其性能紧密相关。通常而言，此时所指示的电阻值越大，意味着电容的漏电流越小，而漏电流小则表明电容的性能优良。一般情况下，我们期望检测得到的电阻值能大于几百欧姆乃至几千欧姆，处于这一电阻值范围，基本可以判定电容处于良好的工作状态。

击穿情况——倘若在检测过程中，发现表针一直持续向右摆动，最终停留在刻度盘的最右侧且不再回退，这极有可能是电容已被击穿。一旦发生击穿现象，电容便丧失了正常存储电荷、实现电容功能的能力，无法在电路中发挥其应有的作用，需要及时更换新的电容，以确保电路的正常运行。

断路情况——倘若在检测时，表针根本没有出现向右摆动的迹象，这可能预示着电容内部发生了断路情况。另外，还有一种可能是电容内部的电解质已经干涸。无论是哪种原因，都会导致电容失去原本存储的电荷，进而无法正常工作，必须对该电容进行检修或直接更换。

② 判别电解电容的极性

基于漏电流测试的极性判别：先假定某极为正极，按照漏电流测试方法连接。记录表针的最大摆动幅度，之后换向重新连接并记录。对比两次的测量结果，摆动幅度较小的一次，所假定的那个极为正极。

③ 利用数字万用表的蜂鸣器挡测电解电容

使用数字万用表的蜂鸣器挡（通常称为二极管/通断测试挡）来测试电容是否正常的方法如下：

a．选择蜂鸣器挡：将数字万用表拨至蜂鸣器挡，这个挡位通常用于检测电路的通断以及二极管的正向导通。

b．初次接触测量：用两支表笔分别接触电容的两个引脚，初次接触时应听到短促的蜂鸣声，这表明电容在初次接触时通过表笔形成了一个短时间通路。随即蜂鸣声停止，并且数字万用表显示一个溢出符号"1"，这表示电容已经充满电，不再通过电流。

c．对调表笔再次测量：对调两支表笔的位置，再次接触电容的两个引脚。重复上述操作，再次听到短促的蜂鸣声后显示溢出符号"1"，则表明电容基本正常。

这个测试方法可以快速判断电容是否存在基本的导通和存储电荷的能力，但不能具体测量电容值和检查内部短路、漏电等问题。对于更详细的电容测试，通常需要专用电容表或使用其他电路测试方法来进行。

5) 用途

电容主要利用其特性进行能量存储与信号处理，在电路中起到能量存储、滤波、信号耦合、动态响应调整以及调谐与振荡的作用。

3. 电感

电感的英文是 Inductor，缩写为 L，是能够把电能转化为磁能而存储起来的元件。电感线圈由外层绝缘的漆包线沿绝缘管逐圈紧密绕制而成。在绕制过程中，导线间彼此绝缘，确保电流互不干扰。绝缘管的类型多样，既可是空心结构，依靠空气作为磁介质；也能内置铁芯，借此显著增强电感量；还可填充磁粉芯，从而优化电感线圈在不同电路场景下的电磁性能。电感又称为扼流器、电抗器、动态电抗器。电感常见外形如图 2-1-16 所示。

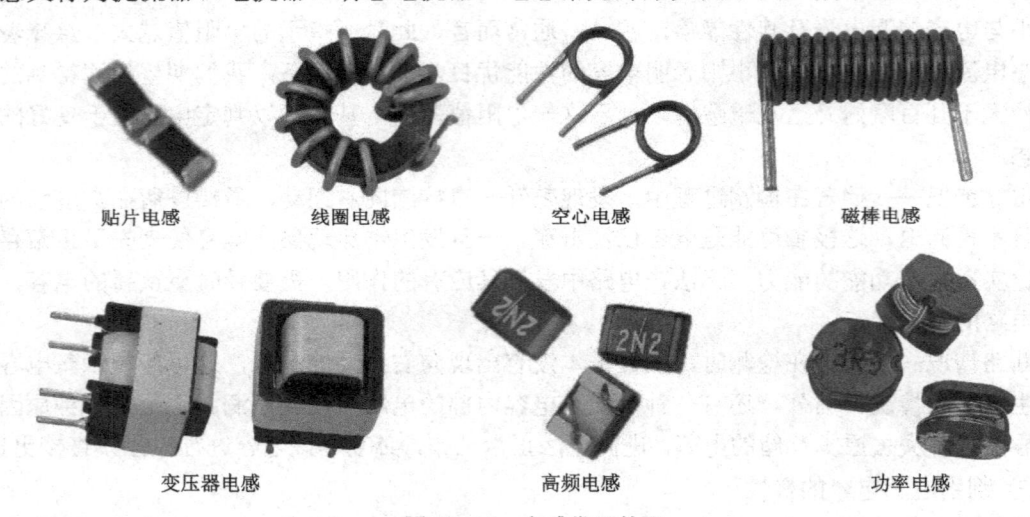

贴片电感　　线圈电感　　空心电感　　磁棒电感

变压器电感　　高频电感　　功率电感

图 2-1-16　电感常见外形

1) 电感的主要特性参数及标识方法

电感的主要特性参数有电感量、感抗、品质因数、分布电容、额定工作电流等。

（1）电感量

电感量是衡量电感存储磁能量的能力的指标。电感量依赖于多个因素，包括线圈的圈数、线圈的形状、线圈的尺寸以及线圈内部和周围是否包含磁性材料等。电感量的单位是亨利，简称亨，符号为 H。通常情况下，如果线圈的绕制更为密集且圈数更多，其电感量将相应增大。含有磁芯的电感的电感量高于无磁芯的电感。此外，磁芯的磁导率越高，电感的电感量也越大。

电感量的标识方法如下：

① 直标法，使用的单位包括亨利（H）、毫亨（mH）和微亨（μH）。

② 数码表示法，其标识方式与电容的标识法一致。

③ 色标法，与电阻的色标法类似，通常包括 4 种颜色：前两种颜色代表有效数字，第三种

颜色表示倍乘数，单位为微亨（μH），第四种颜色代表允许误差。各颜色对应的数字参照表2-1-5。

（2）感抗

感抗通常用字母 X_L 表示，其单位为欧姆，体现的是电感对交流电流的阻碍效应。这种阻碍作用的大小主要由两个关键因素决定：一是电感自身的电感量 L，电感量越大，对交流电流的阻碍能力相对越强；二是通过电感的电流频率 f，频率越高，电感呈现出的感抗也就越大。感抗的计算公式为：$X_L=\omega L=2\pi fL$。感抗值会随着频率变化而变化，与频率成正比关系，并且在高频范围内会超过电感的阻抗值。感抗值越高，电流越不容易通过；感抗值越低，电流越容易通过。此外，感抗值也会影响到电感的功耗，功耗与感抗值成正比关系。

（3）品质因数

品质因数通常用字母 Q 表示，也称 Q 值，是衡量电感性能的一个指标。品质因数 Q 定义为电感的储能与损耗能量的比率，品质因数越高表示电感的能量损失越小，效率越高。

品质因数 Q 的计算公式为

$$Q=\omega L/R=2\pi fL/R$$

式中，ω 为工作角频率，L 为电感量，R 为电感的总损耗电阻。

品质因数越高，表示电感的损耗越小，储能能力越强，谐振电路的选择性越好。在实际应用中，如滤波器、振荡器等电路中，高的 Q 值有助于提高电路的性能。需要注意的是，Q 值并非越大越好，在某些情况下，需要根据具体的应用要求来选择合适的 Q 值。

（4）分布电容

电感的分布电容是指电感线圈内部由于绕线间隔存在的微小电容。这些电容是由线圈的各个导线部分之间的空气（或其他绝缘材料）和导线自身的电介质属性所形成的。虽然每个单独线圈的电容很小，但由于电感通常包含许多线圈，这些小电容在并联时会形成一个较大的总电容。电感的分布电容对其总体性能有显著影响，特别是在频率较高的应用中。

（5）额定工作电流

电感的额定工作电流是指电感可以安全通过的最大电流。超过这个电流可能会导致电感过热，甚至损坏，因为过高的电流会在电感线圈中产生过多的热量。

2）种类

根据应用领域的不同，电感分为通信用电感、功率电感、信号电感等。根据构造的不同，电感分为空心电感、铁芯电感、铁氧体电感、粉末芯电感等。根据安装方式的不同，电感分为表面贴装电感（SMD）和通孔电感。根据电感值是否可调，电感分为固定电感和可变电感。

3）性能测量

一般用 LCR 仪表或电桥测电感的电感量，万用表不能检测电感量，但可以对电感的质量好坏进行检测。

检测电感质量的三种方法。

（1）外观检测

直接观察电感的针脚是否断开，磁芯有无缺损，有无裂缝，金属部分有无腐蚀氧化，绝缘材料是否损坏或烧焦，接线有无断裂等。

（2）万用表检测

在判断电感好坏时，常用数字万用表测量电感的通断和电阻值。将数字万用表置于电阻挡，将红表笔和黑表笔连接到电感的任意端子，根据测得的电阻值，可以判断以下三种情况。

① 被测电感的电阻值太小，说明电感内部存在短路故障。当怀疑电感内部有短路故障时，应反复测量几次，这样才能做出正确的判断。

② 被测电感具有直流电阻值。直流电阻值的大小取决于绕制线圈的漆包线的粗细和线圈的总匝数。线径越细，匝数越多，电阻值越大。一般情况下，只要能测出电阻值，就可以认为被测电感是正常的。

③ 被测电感的电阻值为无穷大。这种现象很容易分辨，说明电感内部或者引出端与线圈的接触点有开路故障。

（3）绝缘检测

绝缘检测主要针对带铁芯或金属屏蔽的电感。将数字万用表设在 R×1k 挡，测量线圈引出端与铁芯或金属屏蔽之间的电阻。正常情况下电阻应为无穷大（手不动），否则电感绝缘不良。

4）用途

电感在电子领域中具有多种用途，包括储能、滤波、抑制电磁干扰、信号耦合、构建振荡器、电流控制、调节频率、作为传感器以及能量转换等。

电感常与电容组成 LC 滤波电路，其中电容阻直流通交流，而电感则通直流阻交流。通过这样的电路，直流电流中的交流干扰信号被电感转换成热能消耗，而在电感中通过的纯净直流电流则包含少量交流干扰信号，这些交流干扰信号会被电感的阻抗阻止，从而实现对干扰信号的抑制。电感还可与电容、电阻等组成谐振电路，用于隔离、滤波和频率选择。

4. 二极管

半导体二极管也称晶体二极管，简称二极管，它是由两种半导体材料（硅、硒、锗等）制成的具有特定功能的半导体器件，其中一侧是 P 型半导体（正极），另一侧是 N 型半导体（负极），通过一个结合界面分割开来，这个界面称为 PN 结。二极管一般用 VD 表示。二极管具有单向导电性，当正向偏置（即阳极接电源正极，阴极接电源负极）时，二极管导通，电流可以流过；当反向偏置（即阳极接电源负极，阴极接电源正极）时，二极管截止，几乎没有电流流过。

1）二极管的伏安特性

二极管的伏安特性曲线如图 2-1-17 所示。

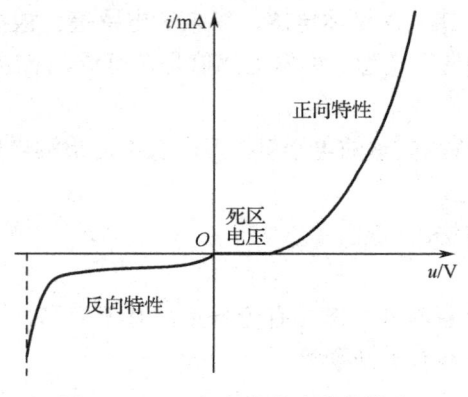

图 2-1-17　二极管的伏安特性曲线

（1）正向特性

当二极管正向偏置时的电压与电流特性即正向特性。

死区：二极管的两端虽然加正向电压，但因为此正向电压较小，二极管仍处于截止状态。锗管的死区电压（阈值电压）约为 0.1V，硅管的死区电压（阈值电压）约为 0.5V。

正向导通区：当加在二极管两端的电压大于死区电压之后，二极管由截止变为导通，流过二极管的电流很快上升，即二极管正向电流在相当大的范围内变化，而二极管两端电压的变化却不大（近似为恒压特性）。小功率锗管的导通电压为 0.2~0.3V，小功率硅管的导通电压为 0.6~0.7V。

（2）反向特性

当二极管两端加反向电压时二极管的特性即反向特性。

反向截止区：当二极管两端加反向电压时，二极管截止，管中有较小的反向电流流过。

反向电流有两大特性：其一，随着温度升高急剧增大。温度上升加剧半导体内部载流子的热运动，产生更多的电子-空穴对，反向导电载流子增多。例如，硅二极管在室温附近，温度每升高 10℃，反向电流约翻倍。这对半导体器件的稳定性影响很大，若温度控制不当，会导致器件功耗上升、发热甚至损毁，进而影响电路正常运行。其二，在一定反向电压区间内，反向电流基本恒定，呈现近似恒流特性。反向偏置时，半导体的内建电场驱动数量固定的少数载流子形成反向电流，即便电压升高，因无新增载流子补充，电流也基本不变。常见二极管手册会给出反向截止区的反向电流典型值。这一特性在对电流稳定性要求高的电路，如精密电压基准、信号检测电路中有重要的应用价值。

（3）反向击穿

当加在二极管两端的反向电压大于某一电压时，反向电流突然上升，这种现象称为反向击穿。

2）二极管的主要特性参数

不同类型的二极管对应的主要特性参数有所不同，下面介绍几种具有普遍意义的特性参数。

（1）反向电流

二极管的反向电流是指当二极管两端施加反向电压时流过的电流。当二极管处于反向偏置时，即阳极接低电位、阴极接高电位，会形成一个反向电场，此时会有微弱的反向电流流过二极管。

在反向电压不超过一定范围时，反向电流很小，且基本不随反向电压的变化而变化。这个微小的反向电流也被称为反向饱和电流。反向电流受温度影响很大，大约温度每升高 10℃，反向电流会增大一倍。

当二极管两端的反向电压增大到某一数值（称为反向击穿电压）时，反向电流会急剧增大，此时二极管会失去单向导电性，这种状态被称为二极管的击穿。需要注意的是，如果二极管没有因击穿而引起过热，则在撤除外加电压后，其单向导电性可能会恢复。

（2）最高反向工作电压

二极管的最高反向工作电压通常被称为最大反向工作电压，它是指在反向电压下，二极管能够安全工作而不会发生击穿的最大电压值。

（3）最高工作频率

最高工作频率是指二极管能够有效工作的最高频率。影响二极管最高工作频率的主要因素包括结电容、反向恢复时间、引线电感和封装寄生电容等。结电容越小，二极管的高频性能越好；反向恢复时间越短，二极管在高频下的开关速度越快；引线和封装引入的寄生电感和电容会限制高频性能。此外，材料和制造工艺也会对二极管的最高工作频率产生影响。因此，选择具有较低结电容、短反向恢复时间和低寄生参数的二极管适用于高频应用。

（4）额定正向工作电流

二极管的额定正向工作电流，是指二极管在正向偏置时能够长时间安全通过的最大电流。这个数值取决于二极管的具体型号及其散热能力。不同类型的二极管（如小信号二极管、功率二极管等）的额定正向电流从几毫安到几十安不等。

3）种类

二极管的分类方式多种多样，以下是常见的分类情况。

（1）按制作材料分类

① 硅二极管：用硅材料制成，反向电流小，耐压高，温度稳定性好，广泛应用于各种电路。

② 锗二极管：以锗为材料，正向导通电压低，为 0.2～0.3V，但反向电流较大，常用于小信号检波等电路。

③ 砷化镓二极管：具有高频、高速等特性，常用于微波、光通信等领域。

④ 碳化硅二极管：能承受高电压、大电流，高温性能好，适用于高压、高频、高功率电路。

⑤ 氮化镓二极管：开关速度快，导通电阻小，在 5G 通信、新能源汽车等领域有重要应用。

（2）按用途分类

① 整流二极管：将交流电转换为直流电，如 1N4007 常用于电源整流电路。

② 肖特基二极管：具有正向电压低、开关速度快的特点，用于高频整流、低压大电流电路。

③ 齐纳二极管：利用反向击穿特性稳定电压，在稳压电路中常见。

④ 发光二极管：将电能转化为光能，用于显示、照明等，如常见的 LED 指示灯。

⑤ 光电二极管：将光信号转换为电信号，用于光检测、光通信等领域。

⑥ 变容二极管：电容值随反向电压变化，用于调谐、变频等电路。

（3）按制作工艺分类

① 点接触二极管：由一根金属丝和半导体表面接触形成，结电容小，适用于高频小信号检波等电路。

② 合金二极管：采用合金工艺制作，能承受较大电流和功率，常用于低频整流电路。

③ 平面工艺二极管：采用平面工艺制造，性能稳定、一致性好，广泛应用于集成电路中。

④ 隧道二极管：利用隧道效应工作，具有负阻特性，用于高频振荡、高速开关等电路。

常见二极管的图形符号如图 2-1-18 所示，图 2-1-19 给出了几种常见二极管的外形。

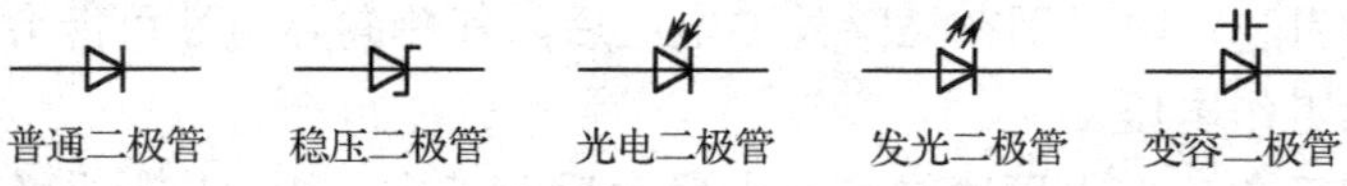

普通二极管　稳压二极管　光电二极管　发光二极管　变容二极管

图 2-1-18　常见二极管的图形符号

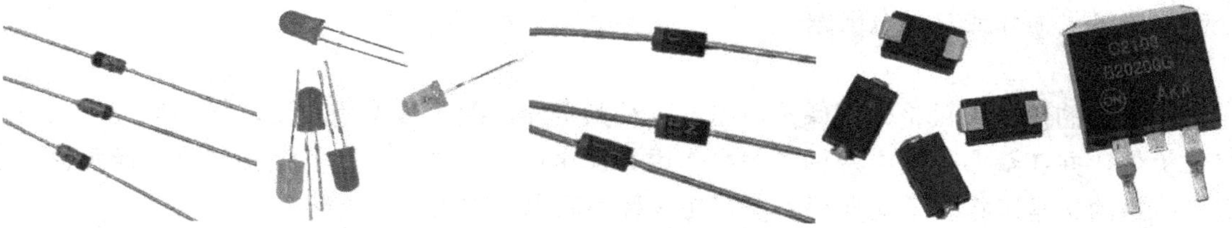

图 2-1-19 常见二极管的外形

4）性能测量

二极管的基本检测主要是识别极性和正向导通、反向阻断测试。

（1）判别二极管极性

一般从二极管外形中可以通过眼睛直接看出二极管的极性，通常一端有颜色标识的为负极，另一端为正极。如果二极管的标识不清楚，可以利用数字万用表来测量并确定其极性，具体方法如下。

① 选择二极管测量模式：将数字万用表的旋钮旋到二极管测量模式（通常用一个二极管符号表示）。

② 准备测试：确保数字万用表的测试引线已正确插入，红表笔插在 VΩ 或 mA 插孔（通常为红色），黑表笔插在 COM 插孔（通常为黑色）。

③ 连接表笔：将数字万用表的红表笔（通常代表正极）接触二极管的一个引脚，黑表笔（通常代表负极）接触二极管的另一个引脚。

④ 读取数据。观察数字万用表的显示屏：

——如果显示一个 0.5～0.7V 的电压值（对于硅二极管，如果是锗二极管则为 0.3V 左右），则说明红表笔接触的是二极管的正极（阳极），黑表笔接触的是负极（阴极）。

——如果显示"OL"或无穷大，则说明二极管没有导通，表明二极管处于反向截止状态，黑表笔接的是正极，红表笔接的是负极。此时需要交换表笔的位置再进行步骤⑤的测试。

⑤ 交换表笔位置：将红表笔和黑表笔对调，再次测试二极管。

观察数字万用表的显示屏：

——如果显示一个电压值，则确认之前的极性判断是正确的。

——如果显示"OL"或无穷大，则说明之前的极性判断有误，需要重新确认。

（2）正向导通、反向阻断测试

测试的步骤如下：

① 将数字万用表的旋钮旋到二极管测量模式。如果没有专门的二极管测量模式，可以使用电阻测量模式（Ω）。

② 将红表笔连接到二极管的阳极（标记为正极的端），黑表笔连接到二极管的阴极（标记为负极的端）。观察数字万用表的显示结果：如果数字万用表显示一个较低的电压值（通常为 0.5～0.7V），说明二极管在正向偏压下是导通的。这表示二极管正常工作，允许电流通过。如果数字万用表显示"OL"或无穷大，说明二极管在正向偏压下未导通，可能已损坏。

③ 再次交换表笔的位置进行测试，此时红表笔接负极，黑表笔接正极。观察数字万用表的显示结果：如果数字万用表显示"OL"或无穷大，说明二极管在反向偏压下成功阻断了电流，符合二极管的预期行为。如果数字万用表显示一个较低的电压值或者较低的阻值，那么

表明二极管已损坏或有漏电问题。

5）用途

二极管的使用不只是为了保护电路并延长其寿命，随着技术的发展，它还促进了集成电路的优化，并在众多行业中发挥了积极作用。在集成电路中，二极管担任多重关键角色，确保了电路的正常运行。下面介绍二极管在4种不同电路中的应用情况。

（1）开关电路

二极管在开关电路中常用来控制电流的流向，使电流只能单向流动。这种属性对于创建非机械开关尤其重要，如在固态继电器和电源转换器中。肖特基二极管因其低正向电压和快速反应时间，常用于高频开关电源中，以提高效率和速度。例如，在直流-直流转换器中，肖特基二极管可以减少功率损耗和提升开关速度。

（2）限幅电路

通过在电路中并联放置二极管，可以设置上限和下限阈值，当输入电压超出这些阈值时，二极管会导通，多余的电压便通过二极管泄放，从而限制输出电压在安全范围内。二极管的限幅功能使其在信号处理中非常有用，常用于保护电路中的敏感部件不受过高电压的损害。

（3）稳压电路

在稳压电路中，齐纳二极管发挥着核心作用。齐纳二极管在达到其设计的击穿电压后，能够在反向偏置条件下稳定导电。这允许它在电压超过阈值时"开启"，从而维持电路中的电压恒定。这种特性使齐纳二极管非常适合用作电压调节器，提供稳定的输出电压。

（4）变容电路

变容二极管（也称为耦合二极管）在无线通信设备中用于调谐和频率调整。这类二极管利用了PN结电容随逆偏电压变化的特性，通过改变逆偏电压来调整其结电容，从而改变振荡频率或滤波器的共振频率。

5. 三极管

半导体三极管又称晶体三极管，简称三极管，是一种调控电流的半导体器件。三极管的主要功能包括信号放大和开关控制。通过控制微小的基极电流，三极管能够放大成千上万倍的集电极电流，广泛应用于放大器电路，如音频和射频放大。同时，三极管作为一种高效的电子开关，能在饱和和截止状态间快速切换，应用于数字电路和开关电源。这些特性使三极管在电子技术和通信工程中占据了重要地位，是实现信号处理、控制和放大的核心组件。

三极管的结构是基于两个PN结构成的，它们将半导体材料分为三个主要区域：基区、发射区和集电区。基区非常薄且掺杂浓度低，主要作用是传输发射区释放的载流子；发射区通常掺杂浓度高，是电流的主要来源；集电区宽且掺杂浓度较低，它的主要功能是收集通过基区的载流子。这三个区通过两个PN结组织起来，形成NPN或PNP结构。

1）三极管工作状态

三极管的工作状态主要分为三种：截止、放大、饱和，这些状态是根据基极和发射极、基极和集电极之间的偏压来定义的。

（1）截止

在这种状态下，发射结和集电结都被反向偏置，或施加在发射结的正向偏压低于导通电压，导致几乎没有电流流过三极管。这意味着三极管关闭，不允许电流通过。

（2）放大

当发射结获得了足够的正向偏压以导通，此时发射结被正向偏置，集电结被反向偏置。这样设置使大量载流子能从发射区注入基区，并成功穿过基区到达集电区，只有少量载流子在基区复合，这使基极到集电极的电流放大。放大是三极管在模拟电路中最常用的工作状态。

（3）饱和

当发射结和集电结都被正向偏置时，三极管进入饱和状态。在这种状态下，三极管内部的载流子浓度极高，导致三极管开启，允许最大电流通过，但此时三极管无法有效放大信号。

每种工作状态对应不同的应用。例如，截止状态和饱和状态常用于数字电路的开关操作，而放大状态则是模拟信号放大的关键。通过调整偏置条件，可以控制三极管的工作状态，以适应不同的电路设计需求。

2）三极管的主要特性参数

（1）电流放大倍数（β 值）

电流放大倍数也称为 β 值，是三极管最重要的参数之一。它表示输出电流与输入电流之间的比值。β 值越大，表示三极管的放大能力越强。在实际应用中，可以通过调整输入电流来控制输出电流的大小，从而实现信号的放大或衰减。

（2）最大集电极电流

最大集电极电流是指在给定的工作条件下，三极管能够承受的最大电流值。超过这个值，三极管就会发生烧毁的危险。

（3）最大集电极-发射极电压

最大集电极-发射极电压是指在给定的工作条件下，三极管能够承受的最大电压值。超过这个值，三极管就会发生击穿，导致损坏。

3）种类

三极管主要分为两大类：双极型晶体管（BJT）和场效应晶体管（FET）。BJT 又分为 NPN 型和 PNP 型。FET 又包括结型场效应晶体管（JFET）、绝缘栅场效应晶体管（MOSFET），其中 MOSFET 包括增强型 MOSFET、耗尽型 MOSFET 和功率 MOSFET。

图 2-1-20 给出了几种常见三极管的外形图。

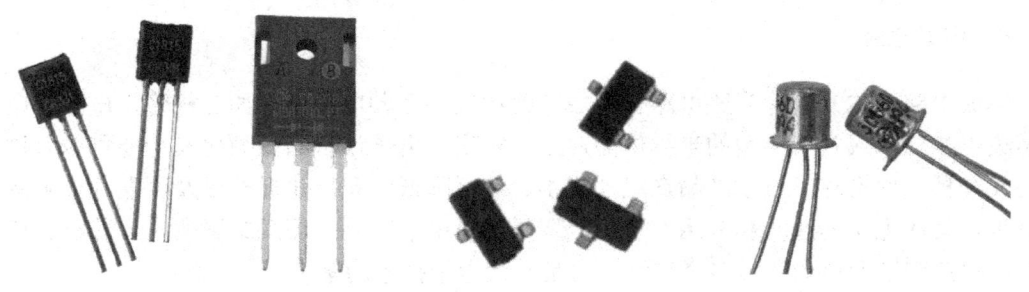

图 2-1-20 常见三极管的外形图

4）性能测量

（1）判断三极管的基极和管型

① 将数字万用表选择开关拨在二极管挡。

② 将黑表笔接触三极管的任一引脚，然后用红表笔依次接触剩余的两个引脚，如果两次测试均表现为导通状态，表明该三极管为 PNP 型，且黑表笔所接触的引脚为基极。

③ 如果都不通，分两种情况：

a. 表笔调过来后两个都导通，则该三极管为 NPN 型，此时红表笔接的是基极。

b. 表笔调过来后一个导通，另一个不导通，则该三极管为 PNP 型，导通时黑表笔接触的是基极。

④ 红表笔接任一引脚，黑表笔去触碰另外两个脚，一个导通一个不导通，表笔调过来后两个都不导通，则该三极管为 PNP 型，之前黑表笔触碰能导通的是基极。

（2）判断三极管的发射极和集电极

数字万用表的判别方法：基极找到后，把数字万用表的选择开关拨到电阻挡，分别测量另外两个引脚和基极之间的阻值，在测量值偏小的那一次，基极以外的引脚是集电极，那么剩余的引脚就是发射极。

（3）用数字万用表估测电流放大倍数 β

方法一：

① 首先确定三极管的管型及其各电极。

② 将数字万用表调至 h_{FE} 挡，将三极管的各电极正确插入 h_{FE} 插孔中。

③ 数字万用表将显示三极管的电流放大倍数 β。

方法二：

① 用 6V 电池将三极管发射极与集电极相连（PNP 管，电池正极接发射极；NPN 管，电池正极接集电极）。

② 从集电极对基极接一个 600kΩ 电阻，根据欧姆定理计算，这时供给基极的电流为 10μA。

③ 测量三极管的集电极电流 I_c 和基极电流 I_b，则 $\beta=I_c/I_b$。

5）用途

三极管可以放大微弱的电子信号，用作电路中的开关控制元件，调制和解调无线通信信号，稳定电源电压，产生振荡波形以驱动定时相关设备，并作为保护电路在异常电流情况下保护设备。

6. 集成电路

集成电路（IC）也称为微电路。集成电路通过将多种电子元件如三极管、电阻、电容和电感集中在一个或几个小型的半导体晶片上，实现了电子设备的微型化和功能集成。这种技术的发展极大地推动了电子产品在尺寸缩小、功耗降低、智能化提升以及可靠性增强等方面的进步。集成电路的普及和应用，不仅改变了消费电子产品，还深刻影响了计算机、通信、汽车、医疗和工业自动化等多个领域，它是现代电子技术的基石。

1）分类

集成电路的封装材料分为塑料、陶瓷、玻璃、金属等，其封装形式分为双列直插式（DIP）、小型封装（SOP）、四边扁平封装（QFP）、球栅阵列封装（BGA）、芯片尺寸封装（CSP）、栅格阵列封装（LGA）等。按照功能和结构的不同，集成电路可分为模拟集成电路、数字集成电路、混合集成电路、射频集成电路、功率集成电路等。

2）命名方法

集成电路芯片的名称一般由前缀、主型号、后缀等部分组成。

（1）前缀

通常是芯片厂商或特定芯片系列的缩写，如 TI（德州仪器）公司的芯片常以 TMS、TLV、TPS 等开头，MAXIM 公司的芯片多以 MAX 开头，ADI 公司的芯片以 AD 开头。

（2）主型号

① 器件类型或功能指示：一般会体现芯片的用途、产品系列或存储容量等。例如，XC6SLX9 中的 XC 表示 Xilinx 公司的产品，6SLX9 表示 Spartan-6 系列，9000 个逻辑门；AD7685 中的 AD 表示 ADI 公司的产品，7685 为器件编号，代表该芯片是一款模数转换器。

② 数字编号：数字部分常表示芯片的功能型号、版本号或特定参数等。例如，MC7805 和 LM7805 中的 7805 表示它们的功能都是输出 5V，只是生产厂家不同。

（3）后缀

① 温度等级：常见的有 C 表示商业级（通常为 0～70℃）、I 表示工业级（通常为-40～85℃）、M 表示军工级（通常为-55～125℃）等。例如，MAX232CSE 中的 C 表示商业级，MAX291MJA 中的 M 表示军工级。

② 封装形式：不同芯片的表示方式有差别，例如，XC7K325T-2FFG900I 中的 FF 表示 BGA 封装，900 表示引脚数；SN74LVCH162244ADGGR 中的 DGG 表示薄型紧缩小型封装（TSSOP）。

③ 速率等级：存储器、MCU、DSP、FPGA 等芯片产品通常会有速率区别，一般用数字表示。例如，XC3S2000-5FGG676C 中的-5 表示速率性能等级。

④ 是否环保：一般环保指的是不含铅，通常用字母或者符号加以区分。例如，XC7K325T-2FFG900I 中含 G 表示环保；MAX202CSE+T 中的+表示环保，-表示不环保；AD7685BRMZ 中的 Z 表示环保。

⑤ 包装形式：不同厂家规则不同，其中 ADI 品牌用 RL7 或 REEL 表示编带包装。常见的包装形式有：TAPE/REEL 指编带包装，BULK 指散装，TUBE 指管装，TRAY 指托盘包装等。例如 AD7685BCPZRL7 中的 RL7 表示编带包装。

3）引脚判别

为了满足不同的电路板设计和空间配置需求，集成电路有不同的引脚排列和封装形式。

（1）三种常见封装形式介绍

① 扁平封装（Flat Package）：引脚沿圆周分布。在这种封装形式中，所有的引脚分布在芯片的外围，围绕着整个芯片的边缘。这种封装常用于那些需要较小体积且引脚数较多的应用。

② 双列直插式封装（Dual In-line Package，DIP）：双列分布。在这种封装形式中，引脚分为两排，位于芯片的两侧。这种封装容易在面包板（Breadboard）或插座中使用，便于实验和原型开发。

③ 单列直插式封装（Single In-line Package，SIP）：单列分布。在这种封装形式中，所有引脚排成一列，一般用于引脚数量较少的集成电路或空间受限的应用。

（2）集成电路引脚定位和识别方法

① 识别第一引脚。

扁平封装：通常在一端的正面标有小圆点或小圆圈，用于标识第一引脚的位置。

双列直插式封装：定位标记常为弧形凹口或圆形凹坑，用以标识第一引脚的位置。

② 识别其他引脚。

将集成电路芯片有字的一面对着自己，从第一引脚开始，沿着逆时针方向依次为第二引脚、第三引脚……对于单列直插式封装，将其引脚向下时，定位标记在左侧，从左向右依次数出引脚号。

2.1.4 实验设备及器材

实验设备及器材见表 2-1-10。

表 2-1-10　实验设备及器材

名　称	型号或规格	数　量
数字万用表	FLUKE 15B+	1 台
电阻	四色环电阻	2 个
	五色环电阻	2 个
电位器	100kΩ、50kΩ	各 1 个
电容	普通电容	3 个
	铝电解电容	2 个
电感	色环电感	2 个
二极管	硅二极管（如 1N4148、1N4007）	各 1 个
	锗二极管（如 IN60P、IN34A）	各 1 个
三极管	PNP 型（如 S9012）	1 个
	NPN 型（如 S9013）	1 个
集成电路芯片	μA741	1 块
	LM324	1 块

2.1.5 实验内容和步骤

1. 电阻和电位器的测试

（1）参照表 2-1-5，用色标法读取 4 个电阻，将其色环颜色、标称值和允许误差记录于实验表 1 中，然后用数字万用表对其真实阻值进行测量并记录，同时计算相对误差。

实验表 1　电阻的测试数据

色环颜色	标　称　值	允许误差	测　量　值	相　对　误　差	是　否　合　规

（2）从元器件盒中取出 2 个电位器，根据上面的标识读出其标称值，接着旋转电位器旋钮，并用数字万用表对其最大阻值和最小阻值进行测量，数据记录于实验表 2 中。

实验表 2　电位器的测试数据

标　　识	标　称　值	最　大　阻　值	最　小　阻　值

2. 电容测试

（1）从元器件盒中取 3 个普通电容，首先根据其标识读出其标称值，然后用数字万用表测量其实际电容值，并计算相对误差，将数据记录于实验表 3 中。

实验表 3　普通电容的测试数据

标　识	电容标称值	数字万用表测量值	相　对　误　差

（2）从元器件盒中取出 2 个电解电容，根据其标识读出其耐压值和电容标称值，用数字万用表测量其实际电容值，并计算相对误差，将数据记录于实验表 4 中。

注意：在进行第二次测量前，为了避免电容内积累的电荷通过数字万用表放电而损坏表头，应先短路电容的两极，然后进行测量。这一步骤可以有效预防电路损坏。

实验表 4　电解电容的测试数据

标　识	电容标称值	数字万用表测量值	耐　压　值	相　对　误　差

3. 电感的测试

从元器件盒中取出 2 个电感，记录其色环颜色，并根据色标法规则写出其标称电感值和允许误差。用数字万用表对其损耗电阻进行测量，并将数据记录于实验表 5 中。

实验表 5　电感的测试数据

色　　环	电感标称值	允　许　误　差	损　耗　电　阻

4. 二极管的测试

（1）对 4 个不同型号的二极管进行观察，通过标识判定其极性，并用数字万用表对其极性进行检测。

（2）测量二极管的正向压降，判别二极管的管型（硅管或锗管）。
（3）判别二极管的性能好坏。
将上述数据记录于实验表 6 中。

实验表 6　二极管的测试数据

标　识	正向压降	管　型	好　坏

5. 三极管类型、引脚的判别

从元器件盒中取出 2 个不同型号的三极管，判别三极管是 PNP 型还是 NPN 型，并确定基极 b、发射极 e 和集电极 c 的引脚排列位置和放大倍数 β。把以上测量结果记录于实验表 7 中，并画图标出两种三极管各引脚的名称。

实验表 7　三极管的测试数据

标　识	管　型	引脚排列顺序（文字面向自己，从左到右依次为）	放大倍数 β

6. 集成电路芯片的识别

仔细观察 μA741 和 LM324，查阅资料标出各引脚的顺序并说明其功能。

2.1.6　实验报告要求与思考题

1. 实验报告要求

（1）认真观察各电子元器件的外形、标识，仔细阅读各元器件的参数标识方法和测量方法。
（2）认真测量并将实验数据记录在表格中。
（3）三极管引脚名称和芯片引脚名称需要画图。
（4）认真回答思考题，并总结实验中遇到的问题。

2. 思考题

（1）如何使用数字万用表正确测量电阻的电阻值？在测量前，为何需要确认电路断电？
（2）电阻通常带有允许误差标识，例如±5%。如果一个标称为 100Ω、允许误差±5% 的电阻，其实际测量值可能在什么范围内？

2.2 实验 2——常用电子仪器的使用

2.2.1 实验目的

(1) 熟悉并掌握常用电子仪器——数字万用表、数字示波器、信号发生器、直流稳压电源和晶体管毫伏表的基本原理与正确使用方法。

(2) 通过实际操作,学会如何使用这些仪器进行测量和分析。

2.2.2 预习要求

(1) 认真阅读本实验各仪器的使用说明书,并了解仪器面板上各旋钮的作用。

(2) 预习实验原理和实验内容,绘制实验中所需的表格。

2.2.3 实验原理

1. 数字万用表

数字万用表(见图 2-2-1)是一种多功能电子测量仪器,可以测量电压、电流、电阻、电容、电感、频率等参数。与传统的指针式万用表不同的是,数字万用表基于现代电子技术,将电信号转换为数字信号进行测量和显示,所以其具有更高的精度和分辨率,而且可以自动调零,测量速度快,抗过载能力强。

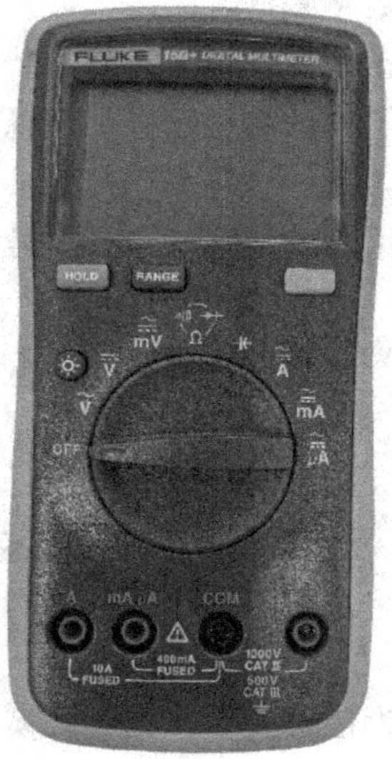

图 2-2-1 数字万用表

如图 2-2-2 所示,数字万用表基于模数转换技术和内部电路设计,其结构包括模拟部分和数字部分,核心部分是一个模数转换器(ADC),该转换器将模拟输入信号(如电压或电流)转换为数字信号,以便进行处理和显示。下面介绍数字万用表基本的工作原理。

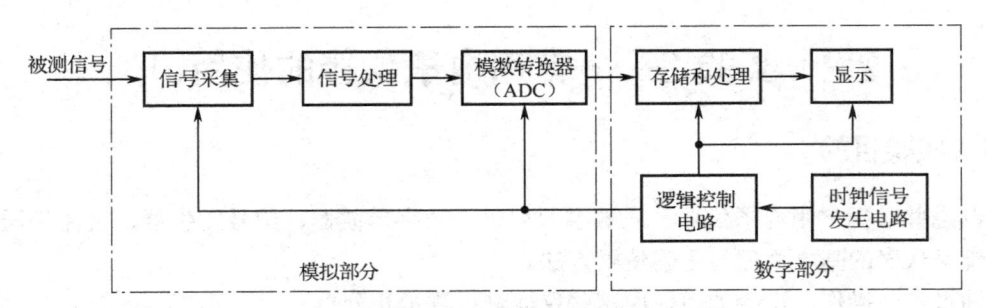

图 2-2-2 数字万用表的组成框图

（1）信号采集

通过插入探头或测量引线，数字万用表将电压、电流或电阻的信号输入内部电路中。

（2）信号处理

输入的模拟信号经过一系列的信号处理电路，其中包括放大、滤波和线性化等电路，这些电路对信号进行放大和调整，以满足对微小信号的测量需求。滤波技术有助于消除噪声干扰，从而提高测量的准确性和稳定性。此外，线性化处理旨在减小仪器输出信号与待测电学量之间的非线性误差。

（3）模数转换

经过信号处理后，模拟信号输入 ADC。ADC 对模拟信号的幅值进行采样、量化和编码，将其转换为相应的数字数据。

（4）存储

用于临时或永久存储转换后的数字数据。

（5）显示

数字万用表将处理后的结果显示在数字显示屏上，以方便用户读取和理解测量值。

（6）逻辑控制电路

逻辑控制电路管理整个数字万用表的运行，包括信号的采集、转换、处理和显示。

（7）时钟信号发生电路

该电路用来产生稳定的时钟信号，确保模数转换、数据处理和显示等操作有序进行。

2. 数字示波器

数字示波器（见图 2-2-3）用于显示和分析电信号的波形与特征。它可以更准确地测量和显示电信号，可以进行多波形显示，还可以对电信号进行分析和处理，以便更清楚地了解电信号的变化过程。

数字示波器从结构功能上划分为信号采集、模数转换、存储和处理、显示等 4 个部分，各部分的基本工作原理介绍如下。

（1）信号采集

数字示波器通过连接探头或测量引线，将要测量的信号输入内部电路中。数字示波器通常有多个通道，可以同时测量多个信号。

（2）模数转换

数字示波器的核心部分是 ADC，它将输入的模拟信号转换为数字信号。ADC 对模拟信号进行采样,即将连续的模拟信号转换为一系列的数字数据。采样率决定了数字示波器对信号的时间分辨率。

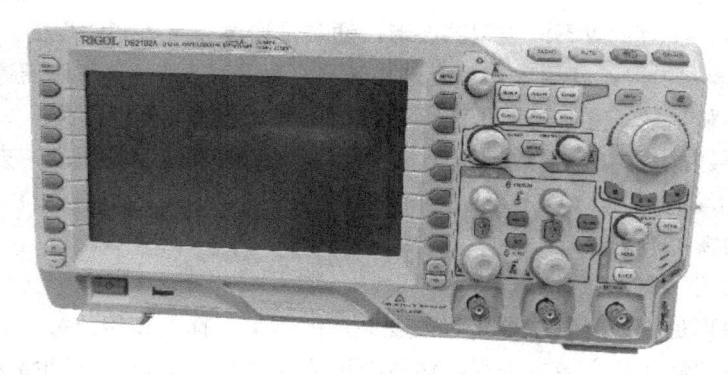

图 2-2-3　数字示波器

(3) 存储和处理

转换后的数字数据存储在数字示波器的内存中。数字示波器通常具有较大的内存容量,可以存储大量的数字数据。数字信号可以进行进一步的处理,如傅里叶变换、滤波、数学运算等,以提取和分析信号的特征。

(4) 显示

处理后的信号可以在数字示波器的显示屏上实时显示。显示屏通常为高分辨率的液晶显示器,可以显示出信号的波形、幅值、频谱等信息。数字示波器还可以根据需要调整触发条件和显示参数,以便更好地观察信号。

总之,数字示波器通过将模拟信号转换为数字信号,并进行存储、处理和显示,实现了对电信号波形和特征的分析与观测。数字化的方式使示波器具有更高的测量精度、可靠性和灵活性,同时还能提供更多的功能,如自动触发、数据保存、信号处理等。

3. 信号发生器

信号发生器(见图 2-2-4)也称函数发生器或波形发生器,用于生成不同类型的电气波形,如正弦波、方波、三角波、脉冲波等,这些波形可以被用作测试电子设备的刺激信号。

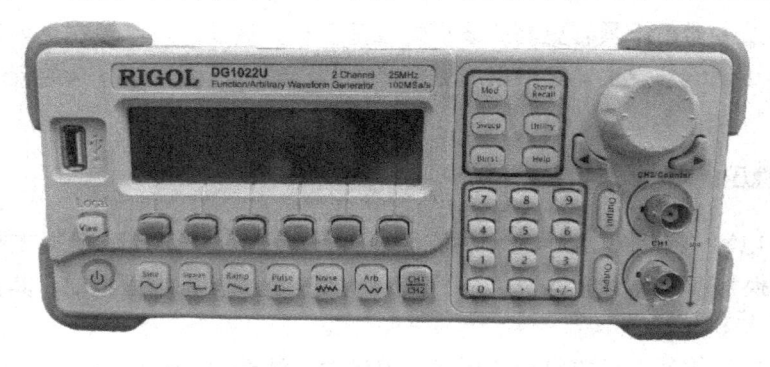

图 2-2-4　信号发生器

信号发生器的工作原理取决于它是模拟信号发生器还是数字信号发生器,以下介绍一般信号发生器的基本工作原理。

（1）波形生成

信号发生器有能力生成不同类型的波形，通常是通过以下方式实现的。

① 模拟信号发生器：利用电路产生基础波形（如正弦波），且可以通过调整电路参数来改变波形的频率和幅度。方波和三角波可通过正弦波的非线性变换得到。

② 数字信号发生器（直接数模转换）：用预定义的波形表（查找表）来生成特定波形的数字序列。数字信号处理器（DSP）或微控制器用这些数字序列驱动一个D/A转换器（DAC），后者产生相应的模拟波形。

（2）波形加工

生成基础波形后，信号发生器可以改变波形的频率、幅度和相位等。对于数字信号发生器，这样的处理通常在数字域内进行，然后波形数据被发送到DAC以生成模拟波形。

（3）输出放大和配准

信号发生器内部的波形通常需要经过放大器和电平调整电路，以设置合适的输出幅度和偏置电平，并准确驱动外部电路或设备。

（4）数模转换

对于数字信号发生器，涉及将数字序列转换为模拟信号。DAC在这里发挥关键作用，将数字序列转换为连续的模拟电压或电流。

（5）输出

转换、放大和调整之后的波形最终通过输出端提供给用户，用户可以将信号发生器连接到需要测试的电子设备上。

（6）用户界面

信号发生器通常配有用户界面，允许用户配置和调整所需的波形参数，例如频率、幅度、波形类型等。

（7）调制和调谐

许多信号发生器还加入了调制功能，可以通过外部源或内部源对波形进行调频（FM）、调幅（AM）等调制。有的信号发生器还支持频率扫描，即频率可以在一定的范围和速率内变化。

数字信号发生器由于具有更高的波形生成精度和灵活性，所以现在更为流行。此外，数字技术的发展还让信号发生器能够集成更多复杂的功能，比如产生复杂的调制信号或产生随机噪声等。

4. 直流稳压电源

直流稳压电源（见图2-2-5）是一种能够输出稳定直流电压的设备，其工作原理是将交流（AC）电源转换为直流（DC）电源，尽管负载电流变化或输入电压波动，其输出电压将保持在预设的电压水平内。

直流稳压电源的基本组成包括变压器、整流器、滤波器、稳压电路、控制电路、保护电路和输出模块等。

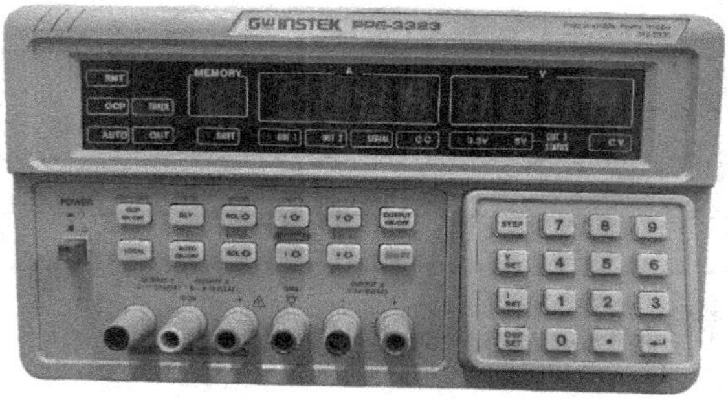

图 2-2-5　直流稳压电源

5. 晶体管毫伏表

晶体管毫伏表（见图 2-2-6）是一种专门用来测量正弦交流电压有效值的交流电压表，具有输入阻抗大、准确度高、工作稳定、电压测量范围广、工作频带宽等特点。正弦交流电压有效值和峰值的关系为：$U_{峰值} = \sqrt{2} U_{有效值}$。晶体管毫伏表不能用来测量直流电压。当测量非正弦交流电压时，晶体管毫伏表的读数没有直接的意义。

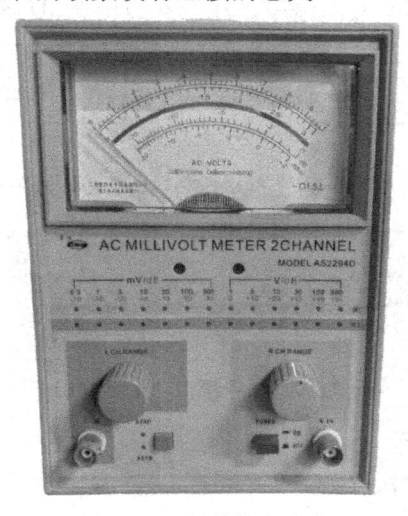

图 2-2-6　晶体管毫伏表

2.2.4 实验设备及器材

实验设备及器材见表 2-2-1。

表 2-2-1　实验设备及器材

名　称	型号或规格	数　量
数字万用表	FLUKE 15B+	1 台
数字示波器	RIGOL DS2000A	1 台
信号发生器	RIGOL DG1000	1 台
晶体管毫伏表	AS2294D	1 台
直流稳压电源	GWINSTEK PPE-3323	1 台

续表

名　　称	型号或规格	数　　量
电阻	1kΩ	1个
导线	—	若干
面包板	—	1块

2.2.5 实验内容和步骤

1. 直流稳压电源和数字万用表的使用

1）连接直流稳压电源和电路

（1）电源连接，将直流稳压电源的电源插头连接市电。

（2）按图 2-2-7 连接电路，图中电阻 R=1.0kΩ。通常直流稳压电源有两路可调输出：OUTPUT1 和 OUTPUT2。如果电路只需要单向电压，则选其中一路作为输出即可；如果电路需要正负双向电压，则需按将两路输出进行串联以输出正负双向电压。连接方法如图 2-2-8 所示。无论是输出单向电压还是双向电压，注意红线接高电压输出，黑线接低电压输出。

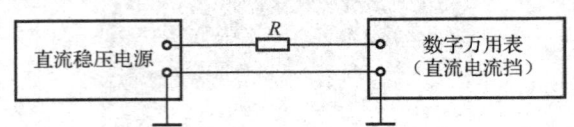

图 2-2-7　数字万用表测量直流电流连接图

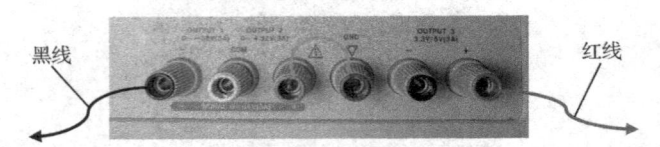

图 2-2-8　直流稳压电源双向电压输出连接方法

2）设置直流稳压电源参数

（1）开启电源开关 POWER。

（2）设置输出电压。按下"V SET"按键，根据实验表 1 中的数据依次输入数据，并按回车键，使数字电压表显示出目标电压，完成电压设定。

（3）设置输出电流限制。按下"I SET"按键，输入电路的限制电流（通常可选 0.01A、0.1A、1A 等），使数字电压表显示出限制电流，按回车键确认，完成电流设定。

3）输出电压

按下稳压直流电源的输出键"OUTPUT"，使稳压直流电源开启工作，向电路输出设置好的目标电压。

4）测量直流电压

（1）给直流稳压电源设置实验表 1 中的各电压并依次输出。

（2）将数字万用表的旋钮旋到 V（直流电压）挡。

（3）将数字万用表的红表笔连接到稳压直流电源的输出正极，黑表笔连接到稳压直流电源的输出负极。

（4）读取数码显示屏上的电压值并记录。

实验表 1　数字万用表直流电压测量数据

直流稳压电源设定电压/V	数字万用表测量值/V	相 对 误 差
1.5		
3		
15		

5）测量直流电流

（1）依次调节直流稳压电源输出实验表 2 中的电压。

（2）将数字万用表的旋钮旋到 A（直流电流）挡。

（3）切断直流稳压电源，将数字万用表串联接入电路中，红表笔与直流稳压电源正极的端口相连，黑表笔与直流稳压电源负极的端口相连。

（4）开启直流稳压电源，读取数码显示屏上的电流值并记录。

实验表 2　数字万用表直流电流测量数据

直流稳压电源输出电压/V	电阻测量值	电流理论值/A	数字万用表测量值/A	相对误差
1.5				
3				
15				

6）直流稳压电源使用时的注意事项

（1）在连接电路时，要确保正确连接正、负极，以避免发生短路和过电流事故。当发现电压示数突然降为零或者很低，或者电流示数突然增大，或者"CC"指示灯亮时，表明此时直流稳压电源短路，应立即关闭电源开关。

（2）在设置直流稳压电源参数时，要根据需要设置合适的电压和电流范围，避免过度输入电压和电流而损坏电路。

（3）在测试输出电压和电流时，要小心接线，确保正确连接直流稳压电源和负载，避免将输入端与输出端或负极与正极连接错误。若反向连接，可能会引发短路和其他损坏。

（4）接地保护：使用接地导线连接直流稳压电源和其他设备的接地端，确保直流稳压电源和其他设备都正确接地，以减少可能的触电风险。

（5）安全绝缘：直流稳压电源的输入端和输出端之间最好有安全绝缘，以避免电源泄漏或电路短路导致的触电风险。

7）数字万用表使用时的注意事项

（1）安全操作：在进行测量前，确保数字万用表的旋钮处于合适的位置，避免因误操作导致数字万用表损坏或人身伤害。

（2）选择正确的测量模式：根据需要测量的电压、电流或电阻类型，选择相应的测量模式，避免产生误差和损坏仪器。

（3）选择合适的测量范围：根据预估的测量值选择合适的量程。如果不确定测量值的大小，先选择最高量程，然后逐步降低，以获得准确读数。

（4）正确接线：红表笔插入"VΩ"插孔测量电压或电阻，插入"A"插孔测量电流；黑表笔始终插入"COM"插孔。在测量直流电压和直流电流时，要注意区分电路中的"＋"和"－"极性，红表笔接"＋"，黑表笔接"－"，确保接线正确。

（5）在测量电阻时，避免用手触碰元器件的裸露部分或两支表笔的金属部分，以防止人体电阻与被测电阻发生并联，从而导致测量结果不准确。

（6）数字万用表在不使用时，应将旋钮旋到"OFF"挡，以避免电池浪费和设备的意外损坏。避免将旋钮旋到电阻挡。因为电阻挡内有电池，若不小心使两支表笔相碰，可能会导致短路，不仅会消耗电池电量，甚至有可能严重数字万用表。

2. 晶体管毫伏表和信号发生器的测试

1）连接电路

根据图 2-2-9 连接晶体管毫伏表和信号发生器，本实验中晶体管毫伏表和信号发生器都是双通道的，选择晶体管毫伏表的一个通道与信号发生器的其中一通道相连，晶体管毫伏表的红色夹子与信号发生器的红色夹子相连，晶体管毫伏表的黑色夹子与信号发生器的黑色夹子相连。

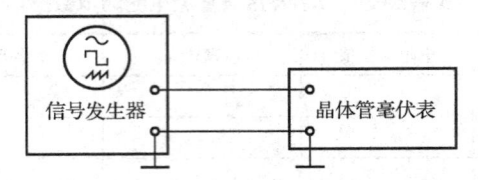

图 2-2-9 用晶体管毫伏表测量电压的连接图

2）晶体管毫伏表测量前设置

（1）量程选择：测量前，务必将量程调节旋钮旋至最大量程位置。这样做是为了防止在测量未知信号时，因信号过大导致表头过载，从而损坏指针，影响测量精度与仪器的正常使用。

（2）机械调零：若晶体管毫伏表为指针式表头，在未接入信号时，观察指针是否指在零刻度位置。若不在，使用螺丝刀调节表头下方的机械调零旋钮，使指针准确指向零刻度，以确保测量起始点的准确性。

3）晶体管毫伏表合适量程选择

根据对被测信号大小的预估，逐步调节量程旋钮，选择合适的量程。理想状态是使指针位于满刻度的 1/3 以上区域，此时测量误差相对较小，能保证测量结果的准确性。若对信号大小毫无头绪，可从最大量程开始，逐步减小量程，直至指针有明显且合适的偏转。

4）信号发生器输出信号

调节按钮，使信号发生器输出频率为 1kHz，峰峰值依次为 40mV、400mV、4V 的正弦信号。并将信号接入晶体管毫伏表，接入被测信号时，遵循先接地线再接信号线的顺序。将接地夹可靠连接到被测电路的公共接地端，确保测量系统接地良好，有效减少外界电磁干扰对测量结果的影响。然后，将信号探头接入被测信号点。

5）读数记录

待晶体管毫伏表指针稳定后，读取测量数据并记录在实验表 3 中。若为数字式毫伏表，直接读取显示屏上的数字；若是指针式毫伏表，根据指针所指刻度，结合所选量程，准确读取测量值。同时，需留意测量值的单位，确保记录的准确性。红色指针测量的是右通道输入信号的有效值，黑色指针测量的是左通道输入信号的有效值。当量程挡置于1、10、100（mV、V）位置时，用表头刻度最上面一排读出电压有效值；当量程挡置于0.3、3、30、300（mV、V）位置时，用表头刻度最上面的第二排读出电压有效值。

实验表3 晶体管毫伏表测量信号发生器数据

信号发生器输出频率/kHz	信号发生器输出峰峰值	理论电压有效值	测量电压有效值	相对误差
1	40mV			
1	400mV			
1	4V			

6）晶体管毫伏表使用时的注意事项

（1）在使用晶体管毫伏表测量较高电压时，一定要注意安全，尽量避免接触可能产生漏电的地方。

（2）超过晶体管毫伏表最大量程的输入电压，可能会造成晶体管毫伏表的损坏。

（3）晶体管毫伏表具有较高的输入阻抗，容易受到外界电磁干扰的影响。特别在低电压量程下，当输入端悬空时，可能造成指针大幅度的摆动，甚至指针持续满偏，这样很容易造成指针损坏。因此，在长期不使用晶体管毫伏表时，应将电源关闭；在短期不使用时，应将量程置于较高电压挡。

（4）要测量难以估计大小的被测信号时，应先将量程选择开关置于最大值，然后在测量中逐步减小量程，这样可以避免指针的过度摆动。

（5）只有在保证被测信号是标准正弦波时，才不需要数字示波器并联检测。否则，一定要用数字示波器监视被测波形，以保证其是正弦波，这样测量的结果才有意义。

7）信号发生器使用时的注意事项

（1）通道选择：注意实验时使用哪个通道，确保在设置时对该通道信号进行设置。在控制面板上有通道切换按键"CH1/CH2"，通过此按键选择通道，用户界面中会显示当前正在设置的通道。

（2）控制面板上的左右方向键、旋钮和数字键盘各有不同的功能。左右方向键可以选择正在设置的数的位数。旋钮用于调整数值大小，当需要在0~9范围内改变某个数值时，顺时针旋转一格增加1，逆时针旋转一格减少1。此外，还可以通过数字键盘直接输入所需的数。

（3）通道输出：在通道参数设置完毕后，务必按下所连通道连接器左侧的黄色"Output"键，此时通道才有信号输出，用户界面中相应通道显示"ON"标志。再次按下"Output"键，关闭输出。

3. 数字示波器的使用

1）数字示波器开机与初步调节

按下数字示波器的电源键，待开机完成后，按下"AUTO"键，对输入波形执行自动扫描操作。接着调节"POSITION"的垂直和水平旋钮，让屏幕上的基线居于屏幕中心位置，且显示清晰。

2）连接仪器与信号输出设置

参照图 2-2-10，完成仪器之间的连接工作。对信号发生器进行调节，使其输出峰峰值为 5V 的正弦信号。此时，数字示波器上会呈现相应波形。操作数字示波器面板上的"POSITION"和"SCALE"旋钮，观察它们对信号显示产生的影响。

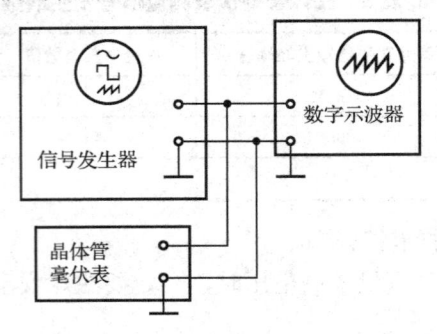

图 2-2-10 数字示波器使用连接图

3）信号参数改变与数字示波器调节练习

（1）调节信号发生器，输出 1kHz 的正弦信号，并根据实验表 4 改变输出信号的峰峰值，针对每次改变后的信号，反复调节数字示波器的各个旋钮，使屏幕上显示出大小合适的波形，并把测量结果记录在实验表 4 中。

实验表 4 数字示波器调节练习一测量结果

信号发生器输出电压峰峰值/V	数字示波器 V/div 所在挡	峰峰波形高度/格	示波器峰峰值电压 U_{pp}/V	相 对 误 差
2				
20				

（2）调节信号发生器，输出幅值为 1V 的正弦信号，并根据实验表 5 改变输出信号的频率，针对每次改变后的信号，反复调节数字示波器水平挡的"SCALE"旋钮，使屏幕上显示出大小合适的波形，并把测量结果记录在实验表 5 中。

实验表 5 数字示波器调节练习二测量结果

信 号 频 率	100Hz	500Hz	1kHz	5kHz	50kHz	100kHz
T/div 所置刻度值						
一个周期所占水平格数						
信号周期 T/ms						
由测量周期算出频率/Hz						
相对误差 $\Delta f/f$						

4）数字示波器使用时的注意事项

（1）在测量中，要注意探头的衰减开关位置，如果是×10 处，此时数字示波器的读数应同步×10。

（2）在设置数字示波器参数时，要根据被测信号的特点选择合适的参数。

（3）在观测波形时，要注意调整数字示波器的水平和垂直尺度，以便能够清晰地观测波形。

（4）在使用数字示波器时，要小心避免触电和短路，确保电路处于安全状态并按照操作规范进行操作。

2.2.6 实验报告要求与思考题

1. 实验报告要求

（1）根据实验记录，列表整理实验数据。
（2）总结实验中遇到的问题及解决方法。

2. 思考题

（1）什么是触发（Triggering）？它在数字示波器中有什么作用？
（2）测量电阻时，为什么要在电路未通电的情况下进行？
（3）如何用信号发生器测量信号频率？

2.3 实验 3——电子电路安装技术

2.3.1 实验目的

（1）熟悉电路板的类型——面包板、万能板和 PCB 板。
（2）掌握基本的面包板上的插接技术和电路搭建技术。
（3）掌握基本的焊接技术，包括常用的焊接方法和注意事项。
（4）能够正确安装和焊接简单电路，保证电路的功能和稳定性。

2.3.2 预习要求

（1）预习本实验有关的内容，了解实验目的和原理。
（2）复习各电子元器件的测量方法和数字万用表的使用方法。

2.3.3 实验原理

1. 电路板

电路板常用的类型包括面包板、万能板和 PCB 板。

1）面包板

面包板是一种用于电子原型设计和验证的临时电路组装平台，如图 2-3-1 所示，它由平行排列的插孔组成，可以插入电子元器件和导线，以搭建电路。面包板无须焊接或其他固定连接方式，就可以非常方便快速地搭建和修改电路。

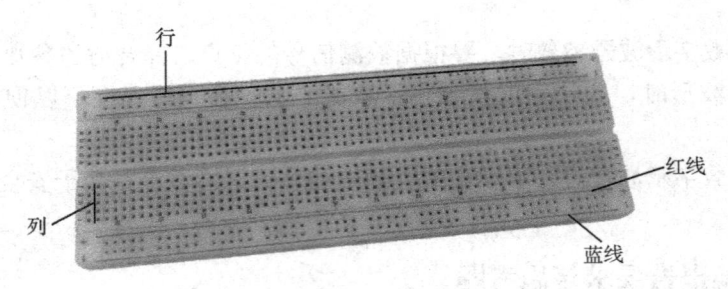

图 2-3-1 面包板

面包板通常具有以下特点。

（1）插孔布局：面包板的插孔布局符合标准尺寸，以适应常见电子元器件的引脚间距。插孔通常呈现为一系列水平排列的行，每行有若干个插孔，便于将元器件和导线插入、连接。

（2）插孔连接：每列的 5 个插孔都与相邻插孔通过导电的金属条连接，形成电路连接。通常，中间凹槽两边的列是不相连的，每行之间的孔也是断开的。有的面包板在上、下两边各有两行，如图 2-3-1 中，上、下两边各有红线和蓝线标识的行，这两行习惯上用于电源的正、负极插接，在这里每行上的孔都是相连的，但两行之间是孤立不相连的。

（3）热插拔：由于无须焊接，元器件可以轻松地插入和拔出插孔，这使电路的修改和升级变得非常容易，这对于快速原型设计和电路优化非常有优势。

2）万能板

万能板是一种用于实验、原型设计和搭建电路的通用电路板，如图 2-3-2 所示，它是一种预先钻好孔的板子，可以焊接电子元器件和导线。万能板没有专门的用途，上面没有预先的导线布局，板上的导孔是各个孤立的。用户可以使用万能板制作任何电路，首先将元器件插在上面并焊接，然后将导线焊接上即可。

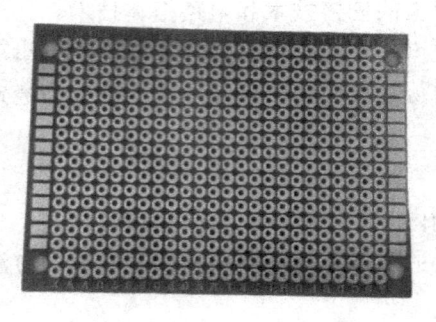

图 2-3-2 万能板

万能板的特点如下：

（1）导孔布局：万能板上的导孔通常沿着正交排列的行和列布局，以方便插入元器件和导线。导孔之间的距离通常是标准的 0.1 英寸（2.54mm），以适应常用的电子元器件的引脚间距。

（2）自定义连接：万能板的导孔和导线布局非常灵活，用户可以根据需要自由地安装和连接元器件，并可以根据电路的要求进行快速修改和优化。

3）PCB 板

PCB 板是 Printed Circuit Board（印制电路板）的简称，是一种用于支持和连接电子元器件的电路板，如图 2-3-3 所示。PCB 板上通常有一层或多层导电线路，这些线路被印刷或蚀刻在非导电的基板上。电子元器件如集成电路芯片、电阻、电容、电感等可以焊接或插入 PCB 板上，从而实现电气连接。PCB 板可以根据不同的电子产品需求进行定制设计，其尺寸、层数、布线规则和元器件安装方式都可以根据具体需求进行调整。

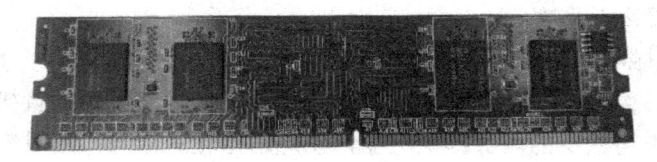

图 2-3-3　PCB 板

PCB 板的制造过程包括设计、布线、印刷、蚀刻、钻孔、元器件安装和焊接等步骤。现代电子产品多采用多层 PCB 板设计，以实现更高的集成度和更好的电气性能。常见的 PCB 板包括单面板、双面板和多层板。

2. 电子电路安装技术

电子电路安装技术主要包括面包板插接技术和电路焊接技术。

1）面包板插接技术

面包板插接技术就是将电路中用到的电子元器件直接插入面包板中的过程，是电子原型设计和快速搭建电路的一种常用方法。

面包板插接技术无须焊接或使用其他固定连接手段，只需将元器件引脚和导线插入孔中就可完成电路连接。面包板可以重复使用，非常方便。

2）电路焊接技术

焊接是一种常用的电子元器件连接方法。通过使用电烙铁将电子元器件与电路板上的焊盘连接，形成电气和机械可靠的连接点。焊接时，焊锡熔化，将焊锡填充于焊接接合部位，并形成一个可靠的焊点。

焊接需要的基本工具和材料包括电烙铁、吸锡器、焊料和焊剂。

（1）电烙铁

电烙铁（见图 2-3-4）是一种常用的电子焊接工具，用于将电子元器件和电路板上的焊盘连接起来。它通过加热烙铁头部的加热元件将焊锡熔化，形成焊点，从而实现电子元器件的连接。

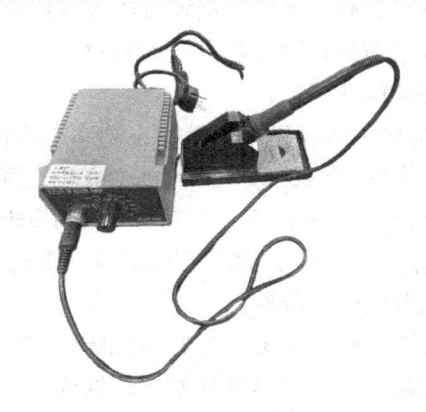

图 2-3-4　电烙铁

电烙铁的主要构成包括烙铁头、热敏电阻、电加热绕组、保温套管和手柄等。烙铁头是电烙铁的工作部位，通常由耐热材料制成，并镶嵌有加热元件。热敏电阻用于测量烙铁头的温度，并根据需要调节电加热绕组的功率，以保持烙铁头的适宜温度。保温套管被用于保护工作人员的手部免受高温伤害。

① 电烙铁按机械结构可分为内热式电烙铁和外热式电烙铁。

内热式电烙铁：内热式电烙铁是一种将加热元件（如加热线圈）直接嵌入烙铁头内部的电烙铁。加热元件在烙铁头的内部提供热能，使焊锡熔化成液态，形成焊点。内热式电烙铁通常有很快的加热速度，能够快速将焊锡达到适宜的熔化温度，提高了焊接效率。内热式电烙铁的设计紧凑，适合于小型的焊接操作。然而，由于加热元件直接嵌入在烙铁头内部，所以烙铁头的寿命可能会受到一定的限制。

外热式电烙铁：外热式电烙铁是一种在烙铁头的外部放置加热元件的电烙铁。加热元件可以是加热芯棒、热风枪或者是加热电源送入加热线圈等。外热式电烙铁的加热元件和热效应独立于烙铁头，这样设计的好处是可以更好地控制焊接温度，使其更稳定。外热式电烙铁在焊接过程中产生的热量能够更加均匀地传递到烙铁头上，从而提高了焊接质量。此外，外热式电烙铁的寿命一般较长，烙铁头更换更加方便。

因此，内热式电烙铁适合在需要快速加热和紧凑设计的情况下使用，而外热式电烙铁则适合在追求更好的温度控制和持久性能的情况下使用。

② 电烙铁按功能可分为无吸锡电烙铁和吸锡式电烙铁。

无吸锡电烙铁：无吸锡电烙铁通常没有内置吸锡功能，焊锡残留物需要另外处理。焊接过程中产生的焊锡熔化成液态形成焊点，但在使用无吸锡电烙铁时，焊锡的残留物会留在焊点周围。为了保证焊接的可靠性和焊点的美观度，用户需要使用吸锡线、吸锡网或吸锡器等工具，在焊接完成后将焊点周围的焊锡残留物吸净。无吸锡电烙铁适用于需要高精度焊接和对焊锡残留物处理有专门工具的场景。

吸锡式电烙铁：吸锡式电烙铁是一种具备吸附焊锡功能的电烙铁。通常在烙铁头部附近设有吸锡孔或吸锡芯。当焊接完成后，用户只需将烙铁头插入吸锡孔或吸锡芯中，并在一定时间内加热，焊锡残留物被吸附到吸锡孔或吸锡芯中。吸锡孔或吸锡芯可以定期更换或清理，以保持吸锡效果。吸锡式电烙铁避免了手动处理焊锡残留物的步骤，更加便捷，减少了后续处理的工作量。这种电烙铁适用于需要频繁焊接和对焊锡残留物处理要求较高的场景。

因此，无吸锡电烙铁适合于对焊锡残留物处理有特殊要求的场景，而吸锡式电烙铁则适合那些希望焊接过程更加方便快捷的用户。

③ 电烙铁根据用途不同又分为大功率电烙铁和小功率电烙铁。

大功率电烙铁：大功率电烙铁的一般功率在 50~150W 之间，用于进行大规模的电子元器件的焊接，具有高功率和高性能。由于其功率较大，大功率电烙铁在短时间内能够使导体加热并熔化焊锡，使焊接时间大大缩短，提高了工作效率。需要注意的是，由于其功率较大，使用时需要特别小心，以免烧毁电子元器件。

小功率电烙铁：小功率电烙铁的一般功率在 15~30W 之间，主要用于进行精细电子元器件的手工焊接。由于其较小的功率，可以精准控制焊接的温度，使焊接变得更加精确。小功率电烙铁的烙铁头较为细小，在焊接元器件的过程中不会对电子元器件造成明显的热损伤。

因此，小功率电烙铁对于焊接质量的要求较高，主要应用于电子制造、电子维修、教学实验等细致度要求较高的场合。

因此，大功率电烙铁适用于大规模、短时间的焊接任务，而小功率电烙铁则适用于细致、精密的焊接操作。

在使用电烙铁时，有一些注意事项和技巧需要注意。首先，选择合适功率的电烙铁。功率过大可能会损坏电子元器件，功率过小则可能无法熔化焊锡。其次，保持烙铁头的清洁，避免焊锡残留物影响焊接质量。同时，焊接前应将烙铁头通过磨砂布打磨，使其表面光滑，增加接触面积和热传导效率。另外，掌握适当的焊接时间和焊接温度，过长的焊接时间可能会损害电子元器件，过高的温度则可能导致焊点质量不佳。在焊接过程中，还要注意保持手部稳定，并掌握合适的力度和角度，以保证焊接的稳定性和牢固性。

（2）吸锡器

当焊接出现错误时，需要将焊接好的元器件进行拆除，此时就需要用到吸锡器。吸锡器是一种通过机械或电动吸力将焊锡残留物吸附到内部收集器中的焊接辅助工具。吸锡器主要有手动吸锡器和电动吸锡器两种类型。

手动吸锡器（见图2-3-5）通常由吸锡头、吸锡泵和收集器组成。吸锡头是吸附焊锡残留物的部分，通常由吸锡杆和吸锡球组成。在焊接完成后，用户握住吸锡器的手柄，将吸锡头插入焊点周围的焊锡残留物中，并在吸锡泵上制造一个负压，从而将废弃的焊锡残留物吸入收集器中。手动吸锡器不需要电源和复杂的操作步骤，易于使用和维护，并具有较低的成本。

图 2-3-5　手动吸锡器

电动吸锡器（见图2-3-6）通常采用电机以更高的速度和吸力制造一个负压，从而对焊点周围的残留物进行更快速、更高效的吸附。除吸锡头、吸锡泵和收集器外，电动吸锡器还包括电源、电机和控制电路等组件。此外，电动吸锡器还经常附带可调节的吸力、温度和跟踪照明等功能。相对于手动吸锡器，它的自动化程度更高，可调性更好，但价格也相应较高。

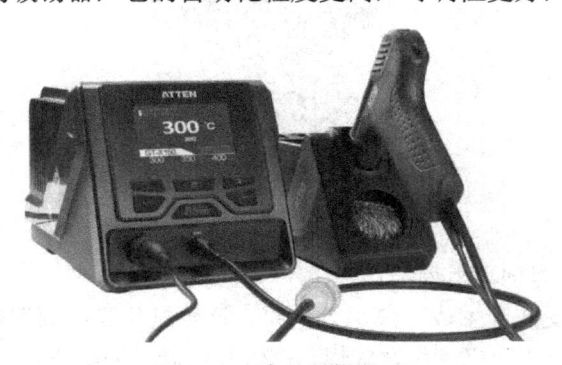

图 2-3-6　电动吸锡器

无论手动吸锡器还是电动吸锡器，使用方法都类似，具体应该按照说明书进行操作。需要注意的是，对于重要或陈旧的元器件的焊接，建议进行常规的吸锡和清洁，以减少不良的焊接问题并提高效率。

下面介绍一般手动吸锡器的使用步骤。

① 准备吸锡器：确保手动吸锡器干净，并检查吸锡头的状态，确保吸锡头无损坏、无杂质。

② 加热：使用电烙铁或其他热源加热焊点，使焊锡熔化，确保焊点足够热，但不要过热以避免损坏元器件。

③ 插入吸锡头：在焊点周围轻插吸锡头，确保吸锡头在焊点及其周围的焊锡残留物上。

④ 创建负压：迅速按下吸锡器的按钮，制造一个负压，这将吸取焊锡残留物，并将其吸入吸锡器的收集器中。

⑤ 清洁和维护：定期清理吸锡器，并清空收集器中的焊锡残留物，确保吸锡器始终保持良好的工作状态，以获得最佳的吸锡效果。

对于电动吸锡器，步骤基本相同，但使用过程中可能会有额外的控制按钮或调节选项，根据吸锡器的具体型号和说明书，按照生产商提供的指南进行操作即可。

在使用吸锡器时，务必关注安全事项，避免烫伤或受伤。另外，根据焊接任务的大小、复杂程度和工作环境，使用吸锡器时要注意适当的技巧和使用方法，以获得最佳的吸锡效果。

（3）焊接材料

焊接材料分为焊料和焊剂。

① 焊料是焊接过程中使用的材料，用于连接、填充或保护被焊接材料的焊接剂。焊料通常由金属合金或非金属材料构成，其组成取决于焊接任务的要求和被连接材料的特性。其中最常用的是焊锡（见图2-3-7），焊烫由锡和其他合金元素（如铅、银、铜等）组成。焊锡具有低熔点、良好的流动性和可焊性、机械强度高、表面张力小和抗氧化能力强等优点。有不同合金比例的焊锡，可以根据需要选择合适的型号。焊接时，电烙铁与焊锡相互配合，电烙铁加热熔化焊锡，焊锡扩散流淌到电子元器件和导线的表面及缝隙中，冷却后便将它们牢固的黏合在一起。

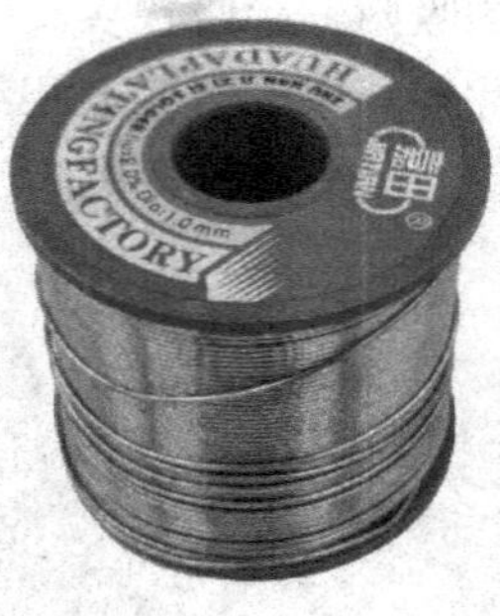

图2-3-7 焊锡

② 焊剂又分为助焊剂和阻焊剂。

在焊接时，金属受热会生成一薄层氧化膜。这层氧化膜如同屏障，阻碍焊锡浸润金属，干扰焊点合金的形成，进而极易引发虚焊、假焊等问题。为解决这一难题，需要借助助焊剂。因此，助焊剂是在焊接过程中使用的化学剂，用于清洁、保护、润湿和促进焊接的材料。助焊剂的主要目的是去除被连接材料表面的氧化物、油脂、污垢，以便焊接材料能够更好地接触和结合。助焊剂有松香（见图2-3-8）、松香溶液、焊锡膏（见图2-3-8）、焊油等，松香可以涂在元器件引脚上以方便焊接。焊接完成后，清洁焊点，确保没有助焊剂残留。

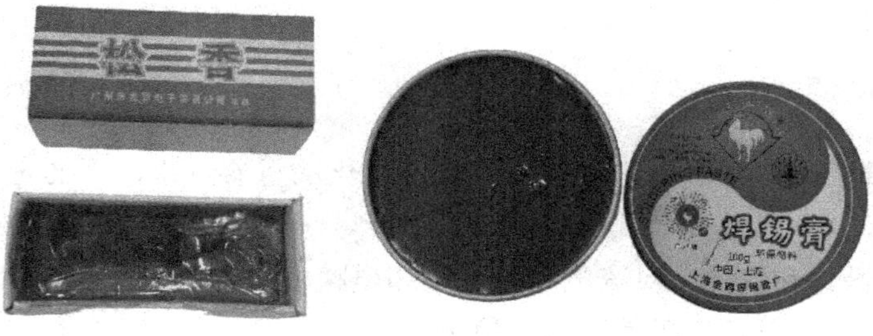

图 2-3-8　松香和焊锡膏

阻焊剂是一种特殊的化学涂料，用于电路板上遮盖和保护焊接区域以外的电路，防止短路、漏电等问题的发生。阻焊剂能够实现精细、准确且持久的涂覆，同时提高电路板的耐腐蚀性，保护电路板免受外部环境和化学物质的侵害。阻焊剂主要应用于表面贴装技术。阻焊剂通常会在电路板的印刷、钻孔和镀金等工艺完成后进行涂覆，遮盖电路板上不需要焊接的区域（如插针、连接器和测试点等），在电路板上形成一层非常薄的保护层，一般为绿色、白色、黑色、红色或蓝色，确保焊接区域和电路板的其他部分保持一定的间隔。同时，阻焊剂还能够保护电路板上的焊点不被意外刮伤或损坏，提高电路板上的可靠性和使用寿命。阻焊剂可以在电路板焊接后被移除，或者它可以被保留到电路板的生命周期终止时。

3. 电子电路的布线原则

电子电路的布线是设计和制造电子电路时非常重要的部分，布线的好坏直接影响到电子电路的稳定性和可靠性。下面介绍一些电子电路布线的原则。

① 简洁性：电路的布线需尽可能简洁明了，以便于识别和检查，减少误操作。

② 紧凑性：电路的布线应该尽可能紧凑，以减少电路的面积，避免干扰，并方便进行布线。

③ 对称性：对于一些对称的电路，布线应当对称，并保证两端的布线长度相等，以避免对称电路因布线不平衡而产生不对称性的干扰。

④ 模块化：采用模块化设计，把功能相似的部分放在一起，减少不同部分之间的接口。

⑤ 信号线、电源线分离：应尽可能地分离信号线和电源线，以避免电源干扰而影响信号传输。

⑥ 地线的布线：对于每个电路板，应当存在一个统一的地线，以保证电路的稳定性并减少噪声。

⑦ 信号源与放大器的距离：信号源与放大器、放大器与指示器或负载的距离过长时，电容和电感的作用就容易导致信号失真。因此，应尽量缩短信号源与其他器件的距离，并保持线路平行或呈正交关系。

⑧ 绝缘：电路中应当采用合适的绝缘材料，以防止不同电路之间的相互耦合并限制信号传输，在高压线附近必须采用特殊的绝缘材料，以避免触电安全隐患。

⑨ 防电磁干扰措施：对于易受电磁干扰的电路和元器件，应采取屏蔽、隔离或其他措施来保护它们免受电磁干扰。

⑩ 电流回路：不应在放大器的输出端形成电流回路，因为这样会对电源和放大器产生不必要的干扰与误差。

4. 电子电路的调试

电子电路的调试是确保电路正常工作和性能优化的重要过程，下面是一般的电子电路调试步骤。

① 确认电路设计和连接：检查电路原理图和电路板布局，确保元器件连接正确；确认电源线和地线的连接，确保正负极性正确且稳定。

② 通电前的检查：检查电源电压和电流是否符合设计要求；检查电路板上的元器件、插头和连接器，确保没有短路、虚焊或松动；确认开关、按钮或设置电路的状态是否正确。

③ 初步通电检查：逐步接通电源，观察电路板上的指示灯、数码管或显示器的反应；检查电路板的供电电压和电流，确保在正常范围内；观察有无异常现象，如是否冒烟、有无烧焦气味、元器件是否发烫。

④ 信号检查：使用数字示波器检查信号波形和频率，检查信号的幅度和频谱特征，确保符合预期。

⑤ 元器件检查：检查电路板上的元器件是否工作正常。例如，检查电阻值、电容值和电感值是否符合要求。

⑥ 分块调试：逐一测试电路板上的各个模块，如放大器、滤波器等；使用数字示波器、信号源、负载等设备测试和验证各个模块的功能与性能；检查输入和输出信号，与预期结果进行比较。

⑦ 整机联调：将所有模块组合起来，测试整机的功能和性能；检查各个模块之间的接口和通信是否正常；验证整机的输入/输出特性、频率响应和稳定性。

⑧ 问题诊断和修复：如果发现问题，使用诊断工具和测量设备进行排查，定位可能的故障点；更换损坏的元器件、修复焊接问题或调整电路参数。

2.3.4 实验设备及器材

实验设备及器材见表 2-3-1。

表 2-3-1　实验设备及器材

名　称	型号或规格	数　量
数字万用表	FLUKE 15B+	1台
面包板	—	1块
万能板	—	1块
焊接工具	焊台、焊台支架、焊锡丝、吸锡器、镊子等	1套
导线	—	若干
电位器	100kΩ	1个
电解电容	10μF、100μF	见图 2-3-9
电阻	4.7kΩ、24kΩ、2.7kΩ、3.6kΩ	见图 2-3-9
三极管	S9013	1个

2.3.5 实验内容和步骤

1. 面包板插接技术实验

（1）准备工作：根据电路图 2-3-9，选择对应的元器件和导线，并将其整理放在实验台上。

（2）插入面包板：根据电路图 2-3-9，将电子元器件逐个插入面包板的插孔中，确保元器件的引脚正确地插入相应行和列的插孔中。如果需要调整元器件的位置，可以用手轻轻移动元器件。

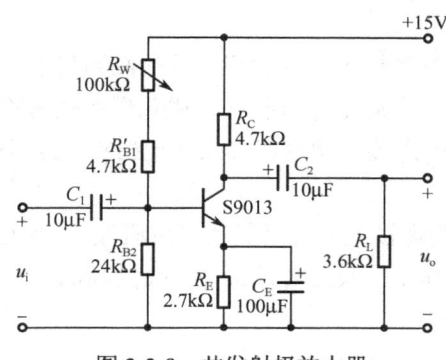

图 2-3-9 共发射极放大器

（3）连接元器件：使用导线连接各个元器件的引脚。将导线的一端插入元器件的引脚插孔中，然后将另一端插入需要连接的元器件的引脚插孔中。需要注意的是，确保导线正确地连接到所需的行和列的插孔中。

（4）检查连接：在插接完成后，仔细检查电路中的连接是否正确，确保没有短路、断开连接或错误连接。可以使用数字万用表进行简单的电路连通性测试。

（5）供电和测试：将合适的电源连接到电路中，然后进行测试，观察电路是否按照预期工作。如果有问题，可以检查电路连接并进行必要的调整。

（6）修改：如果发现电路有问题或需要进行调整，在面包板上进行修改或更改连接方式。

2. 电路焊接技术实验

（1）准备工作：根据电路图 2-3-9，选择对应的电路板和元器件，并将其整理放在实验台上。

（2）准备焊接设备：打开焊台，调整适当的温度，让焊台预热，一般为 260～300℃。准备好焊锡丝和其他焊接工具。

（3）清洁与准备：使用清洁剂清除电路板表面的氧化物和污垢。磨砂纸或钢丝刷可以用来清除难以去除的污渍。

（4）安装和定位元器件：根据电路图 2-3-9，将元器件正确地安装到电路板上，并使用螺丝刀或夹子将其固定，以便焊接。

（5）焊接元器件：使用适量的焊锡丝，将其剪成合适长度。将焊锡丝轻轻触碰在烙铁头上，让其熔化，然后将熔化的焊锡接触到焊盘和元器件引脚的交接处，形成焊点。确保良好的润湿和连接。注意控制焊接时间和温度，以避免过热和烧损元器件。最后等待焊锡凝固，确保焊点牢固可靠。

（6）吸锡和清理：使用吸锡器或布擦除多余的焊锡，并将焊点清理干净，确保焊点之间没有短路或冷焊。

（7）辅助工作：根据需要，可以使用热缩套管、绝缘胶带等辅助工具来加固和保护焊点。

（8）检查和测试：检查焊点是否牢固、无短路和冷焊。可以使用数字万用表对焊接的电路进行测试，确保电路正常工作。

（9）完成和整理：完成焊接后，关闭焊台，整理实验台，清除垃圾和不需要的材料。

（10）电烙铁使用注意事项

① 注意安全：操作时注意避免电烙铁和焊接处的高温伤害，确保实验室通风良好。

② 保持焊接区域干净：焊点周围保持整洁，避免焊锡残留物影响焊接质量。

③ 控制焊接时间：过长的焊接时间可能会损坏元器件，过短的焊接时间可能导致焊点质量不佳。

④ 控制焊接温度：适宜的焊接温度可以保证焊点质量，避免过高的温度影响电子元器件。

⑤ 注意焊接顺序：从低高度、低温度元器件焊接到高高度、高温度元器件，以避免热应力对元器件造成损伤。

2.3.6　实验报告要求与思考题

1. 实验报告要求

（1）将插接好的面包板正面拍照并附在实验报告中。

（2）将焊接好的电路板正反面拍照并附在实验报告中。

2. 思考题

（1）为什么在连接电路时需要先关掉电源？

（2）如果电路无法正常工作，可能有哪些原因？如何逐一排查？

2.4　实验 4——RC 电路

2.4.1　实验目的

（1）了解 RC 电路的各种应用形式，包括一阶 RC 电路、RC 微分电路、RC 积分电路、RC 串并联选频网络等，掌握它们的工作原理和搭建方法。

（2）掌握用数字示波器测量一阶 RC 电路的充放电过程，并观察一阶 RC 电路的方波响应和微分电路特性。

（3）掌握 RC 串并联选频网络幅频特性和相频特性的测量方法。

2.4.2　预习要求

（1）阅读与本实验有关的内容，加强对各种 RC 电路的理解。

（2）复习数字示波器和信号发生器的使用说明，熟悉各旋钮的功能。
（3）预习实验原理和实验内容，绘制实验中所需的表格。

2.4.3 实验原理

RC 电路是由电阻（R）和电容（C）组成的电路。电阻用于限制电流的流动，而电容则用于存储电荷。当一个 RC 电路连接到电源时，电荷会积累在电容上，并通过电阻流动。RC 电路有串联和并联两种连接形式，由于电容具有存储和释放电荷的能力，RC 电路被广泛应用于滤波、延时、振荡等电路中。本实验主要介绍一阶 RC 电路、RC 微分电路、RC 积分电路、RC 串并联选频网络等。

1. 一阶 RC 电路

如图 2-4-1 所示，一阶 RC 电路由一个（或多个）电阻和一个电容组成。

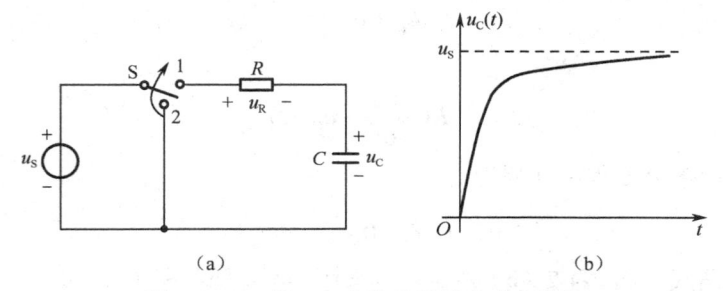

图 2-4-1 一阶 RC 电路及零状态响应曲线

1）一阶 RC 电路的零状态响应

零状态响应是指动态电路在初始状态为零（即储能元件的初始能量为零）时，仅由外加激励所引起的响应。

在图 2-4-1（a）电路中，初始时刻电容电压 $U_C(0_-)$ 为 0。当开关 S 从位置 2 拨向位置 1，此后直流电源 u_S 通过电阻 R 对电容 C 进行充电操作。在这种情形下，该电路所呈现的响应属于零状态响应。

根据基尔霍夫电压定律，有

$$u_S = u_C + u_R$$

其中，u_C 是电容 C 两端的电压，u_R 是电阻 R 两端的电压。设电路中的电流为 i，则

$$i = C\frac{du_C}{dt}$$

因为 $u_R = Ri$，可得

$$u_S = RC\frac{du_C}{dt} + u_C$$

这是一阶线性非齐次方程，其解为

$$u_C(t) = U_S\left(1 - e^{-\frac{t}{\tau}}\right)(t \geq 0)$$

式中，$\tau = RC$ 为该电路的时间常数。零状态响应曲线如图 2-4-1（b）所示，电容两端的电压随

着时间的推移按指数规律增长。时间常数 τ 是电容两端电压达到电源电压的 63.2% 时所需的时间。

2）零输入响应

零输入响应是指动态电路中,当外加激励为零时,仅由储能元件的初始储能所引起的响应。

如图 2-4-2（a）所示,初始时刻,电路历经前面一段时间的充电后已进入稳态。在此稳态下,电容两端的初始电压 $U_C(0_-)$ 与电源电压 U_S 相等。当开关 S 迅速从位置 1 切换至位置 2,电容开始通过电阻 R 进行放电。此时,由于电路中不存在独立电源的激励输入,完全依靠电容的初始储能来驱动电路响应,所以该电路呈现出的响应特性被定义为零输入响应。根据电容电压不能突变的特性,在开关 S 动作瞬间,电容的初始电压在开关切换前后保持不变,即 $U_C(0_-)=U_C(0_+)$。

根据基尔霍夫电压定律,有

$$u_R + u_C = 0$$

即

$$RC\frac{du_C}{dt} + u_C = 0$$

这是一阶线性齐次微分方程,其解为

$$u_C(t) = U_C(0_+)e^{-\frac{t}{\tau}} = U_S e^{-\frac{t}{\tau}}$$

零输入响应曲线如图 2-4-2（b）所示。观察图 2-4-1（b）和图 2-4-2（b）,可以明确看到,无论是零状态响应还是零输入响应,它们的变化曲线均遵循着一个指数增长或衰减的模式。这些响应的速度（电路从非稳态到达稳态所经历的时间）是由时间常数 τ 主导的,此时 τ 代表了电路达到其最终状态的快慢。较大的 τ 值意味着电路需要更长时间来稳定,而小的 τ 值意味着电路迅速到达稳态。电路的时间常数 τ 取决于电路的组成元件,在一阶 RC 电路中,τ 由电阻 R 与电容 C 的乘积给出,即 $\tau=RC$。

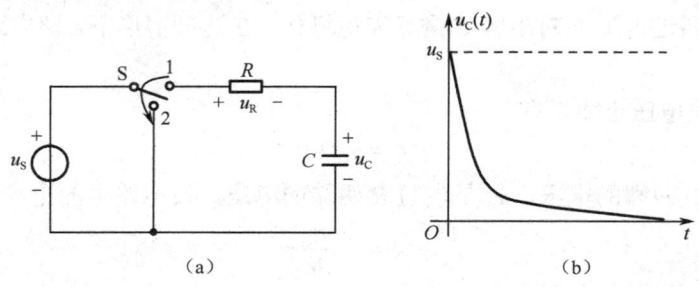

图 2-4-2 一阶 RC 电路及零输入响应曲线

此外,时间常数 τ 也可以通过电容电压 u_C 的变化曲线来估算,如图 2-4-3 所示。在电容的充电过程,电源为电容注入电荷,电容两端电压不断攀升。当电压上升到最终稳定电压的 63.2% 时需要的时间即 τ。相反,在放电过程中,电容开始释放存储的电荷,电容两端电压逐渐下降。电压下降至初始值的 36.8% 所需要的时间也是 τ。还有一种方法,在 u_C 变化曲线的起始点作一条切线,该切线与最终电压所对应的水平直线会相交,那么起始点和这个交点在时间轴上的距离,同样代表着时间常数 τ。借助上述两种方法,我们能在充电曲线和放电曲线

上对 τ 的数值进行近似确定。在实际电路分析中，通常认为，当一个电路运行 3τ～5τ 的时长后，电容的充电或放电过程已基本完成，由此便可以判定该电路的输出基本达到了稳态。

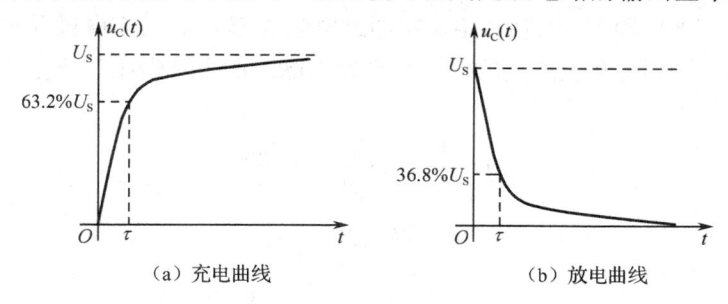

图 2-4-3　一阶 RC 电路的充电曲线和放电曲线

3）方波响应

如图 2-4-4 所示，要在数字示波器上检测电路响应的波形，需要让这些波形以周期性的方式出现。因此，使用方波脉冲序列来提供周期性的激励。

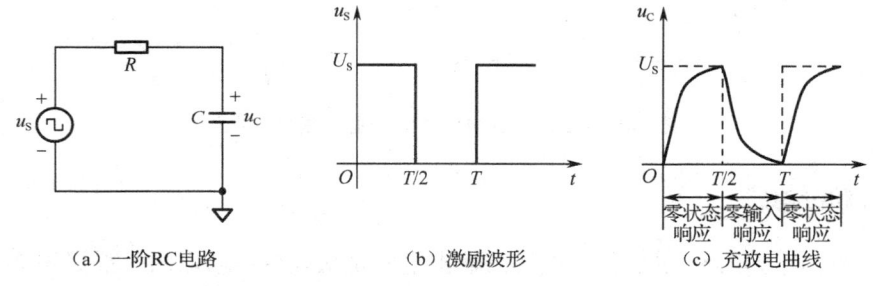

图 2-4-4　方波激励下的响应波形

从时间 $t=0$ 起，可以视该电路和直流电源连通，当方波周期的一半 $T/2$ 足够长（T 大约是时间常数 τ 的 10 倍）那么在 0～$T/2$ 内，电容上的电压 u_C 就能够充电至其稳定电压 U_S。因此，在这段时间里产生的响应称为零状态响应。接着，在 $t=T/2$ 时刻开始，由于电源电压变为 0（可以忽略电源内阻的影响），电容 C 会开始向电阻 R 放电，如果周期 T 约等于 10τ，那么在 $T/2$～T 内，电容上的电荷能够完全放电，这段时间对应零输入响应。第二个周期会重复第一个周期的情形，如图 2-4-4（c）所示，这个过程不断循环重复。然而，当电路的时间常数 τ 不满足远小于周期 T 这一条件时，电路会进入不完全充电与不完全放电的状态。在这种状态下，电路中既有电容因未充足电而残留的初始储能影响，又存在因未彻底放电而遗留的前期状态干扰。所以，此时电路的响应既不符合零状态响应（初始储能为零，仅由外部激励引起的响应）的定义，也不满足零输入响应（外部激励为零，仅由初始储能引起的响应）的范畴。

2. RC 微分电路

RC 微分电路本质上是一种一阶 RC 电路，输出的电压是通过电阻 R 获得的。如果输入电压是一个阶跃变化的方波信号，并且该 RC 电路的时间常数（$\tau = RC$）小于脉冲的宽度（T_K），那么 RC 微分电路可以将输入的方波信号转换成宽度相当于 τ 的尖峰脉冲信号。根据图 2-4-5，由于时间常数 τ 远小于脉冲宽度，当脉冲的上升沿到达时，电容 C 会通过电阻 R 迅速充电直到饱和，此后，电路中的电流减至零，输出电压也随之降至零。因此，在电阻 R 上形成一个与输入脉冲上升沿对应宽窄的正尖峰脉冲。

在脉冲的下降沿出现时，电容开始逆向通过电阻 R 放电。与充电过程类似，放电过程也非常迅速。因此，在电阻 R 上产生的是一个与输入脉冲的下降沿相对应宽窄的负尖峰脉冲。而通过电容的电流为

$$i = \frac{dq}{dt} = C\frac{du_C}{dt} \approx C\frac{du_i}{dt}$$

则

$$u_o = iR = RC\frac{du_i}{dt}$$

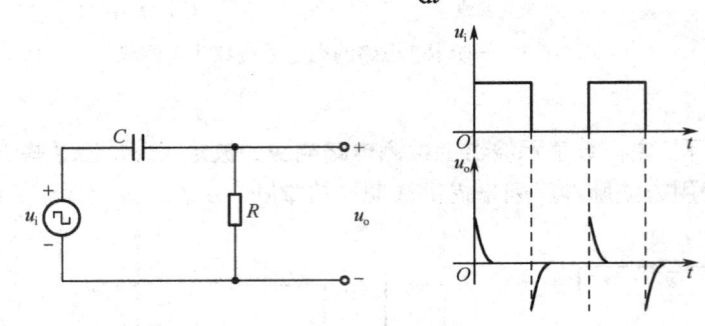

图 2-4-5 RC 微分电路将矩形脉冲变成尖脉冲

3. RC 积分电路

相对于 RC 微分电路，RC 积分电路的输出电压是从电容中获取的。根据图 2-4-6 展示的情况，当 RC 电路的时间常数（$\tau = RC$）大于脉冲宽度（T_K）时，该电路可以把输入的矩形脉冲转换成其幅度随着时间线性增减的锯齿波。因为 RC 电路的时间常数 τ 显著大于脉冲的宽度 T_K，所以当脉冲的上升沿到达时，电容 C 开始通过电阻 R 进行充电，但是并没有充电至饱和，只是经历了充电过程中的初始阶段。当脉冲的下降沿到达时，电容开始放电，但同样没有完全放电。随着另一脉冲上升沿的到来，电容再次充电，如此往复。这样，在电容上形成的就是一个随时间变化近似于锯齿波变化的电压。

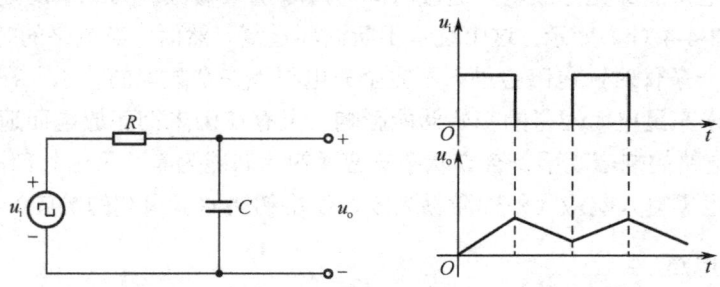

图 2-4-6 RC 积分电路将矩形脉冲变成锯齿波

因为 $\tau > T_K$，在输入矩形脉冲的时间内，电容两端的电压上升不多，即

$$u_o < u_R$$

则

$$u_i = u_o + u_R \approx u_R$$

由此得

$$i = \frac{u_i}{R} = C\frac{du_C}{dt} = C\frac{du_o}{dt}$$

则

$$u_o = \frac{1}{C}\int i\, dt = \frac{1}{RC}\int u_i\, dt$$

即输出电压 u_o 与输入电压 u_i 的积分成正比。

4. RC 串并联选频网络

1）工作原理

如图 2-4-7 所示，RC 串并联网络由两个电阻和两个电容组成，RC 串并联网络具有选频特性，一个 RC 网络形成高通滤波器，另一个 RC 网络形成低通滤波器。RC 串并联网络在低频振荡电路中作为选频电路被广泛应用，其结构简单，能产生高纯度的正弦波信号。它通常用作正反馈网络，也被称为 RC 选频网络或文氏桥电路。

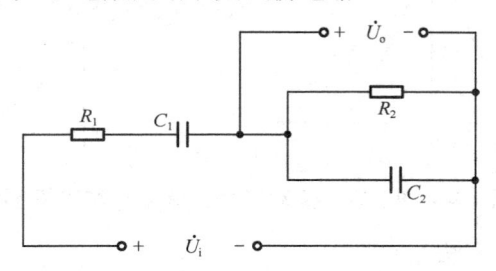

图 2-4-7 RC 串并联选频网络

RC 串并联选频网络通常选取 $R_1=R_2=R$，$C_1=C_2=C$。输入电压为 $\dot{U}_i$，输出电压为 $\dot{U}_o$，因此得

$$\dot{F} = \frac{\dot{U}_o}{\dot{U}_i} = \frac{R // \dfrac{1}{j\omega C}}{R + \dfrac{1}{j\omega C} + \left(R // \dfrac{1}{j\omega C}\right)}$$

整理得

$$\dot{F} = \frac{1}{3 + j\left(\omega RC - \dfrac{1}{\omega RC}\right)}$$

令 $\omega_0 = \dfrac{1}{RC}$，则文氏桥电路的振荡频率为

$$f_0 = \frac{1}{2\pi RC}$$

代入上式，得

$$\dot{F} = \frac{1}{3 + j\left(\dfrac{f}{f_0} - \dfrac{f_0}{f}\right)}$$

则幅频特性和相频特性分别为

$$\begin{cases} |\dot{F}| = \dfrac{1}{\sqrt{3^2 + \left(\dfrac{f}{f_0} - \dfrac{f_0}{f}\right)^2}} \\ \varphi_F = -\arctan\dfrac{\dfrac{f}{f_0} - \dfrac{f_0}{f}}{3} \end{cases}$$

根据幅频特性和相频特性画出 $\dot{F}$ 的频率特性，如图 2-4-8 所示，当 $f=f_0$ 时，$|\dot{F}|$ 最大，$|\dot{F}|=\dfrac{1}{3}$，且 $\varphi_F = 0°$。

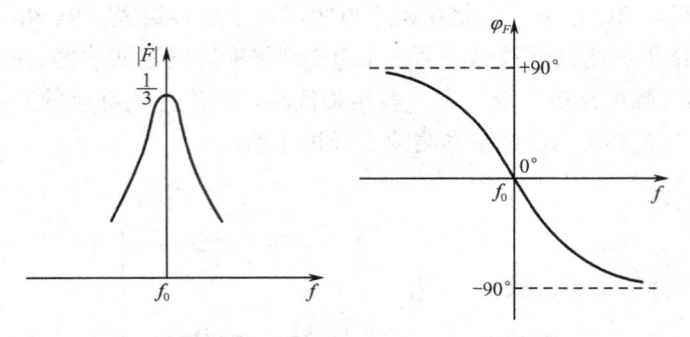

图 2-4-8　RC 串并联选频网络幅频特性和相频特性

2）网络频率特性测量方法

采用逐点法对频率特性进行测量。首先，计算出 RC 串并联选频网络的振荡频率 f_0，然后选择 f_0 左右两侧的多个频率点依次进行测试。在测试过程中，使用晶体管毫伏表来确定电压的有效值，同时利用数字示波器来测量反应输出波形的幅值，绘制出电路的幅频特性曲线。最后用数字示波器测量输出波形与输入波形之间的相位差 φ（将数字示波器的通道 A 与测试电路的输入端相连，数字示波器的通道 B 与测试电路的输出端相连，并确保输入波形的峰峰值电压（U_{pp}）保持不变，依次改变输入信号的频率，观察输出端的波形变化，并记录其与输入波形的延迟时间 τ 和周期 T。相位差 $\varphi = \dfrac{\tau}{T} \times 360° = \varphi_o - \varphi_i$，然后绘制出电路的相频特性曲线。

2.4.4　实验设备及器材

实验设备及器材见表 2-4-1。

表 2-4-1　实验设备及器材

名　　称	型号或规格	数　　量
数字万用表	FLUKE 15B+	1 台
数字示波器	RIGOL DS2000A	1 台
信号发生器	RIGOL DG1000	1 台
晶体管毫伏表	AS2294D	1 台

续表

名　称	型号或规格	数　量
直流稳压电源	GWINSTEK PPE-3323	1台
电阻	100kΩ、1kΩ、10kΩ、1MΩ	各2个
电容	0.01μF、1μF、0.33μF、0.033μF、0.068μF	各2个
导线	—	若干
面包板	—	1块

2.4.5 实验内容和步骤

1. 一阶RC电路的响应测试

1）测量一阶RC电路电容的充电过程（零状态响应）

根据图2-4-9搭建电路，$R=100\text{k}\Omega$，$C=1\mu\text{F}$，电源电压U_S设为10V，将开关S由位置2拨到位置1，通过数字示波器观察电容的充电过程，在实验表1中记录下电容两端电压增长到各个数值所需要的时间。

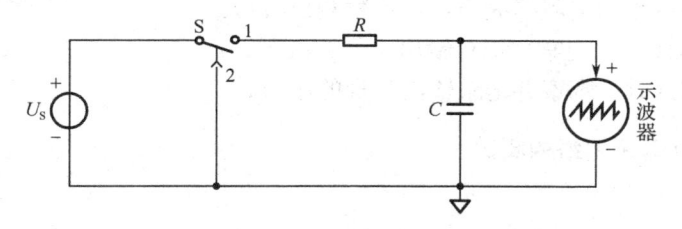

图2-4-9　一阶RC电路充放电测试实验电路图

实验表1　一阶RC电路电容的充电结果

U_C/V	1.5	2	3	4	5	6	7	8	9	10
充电时间 t/s										

2）测量一阶RC电路电容的放电过程（零输入响应）

等上述电容充满电后，将开关由位置1拨到位置2，此时通过数字示波器观察电容的放电过程，在实验表2中记下电容两端电压下降到各个数值所需要的时间。

实验表2　一阶RC电路电容的放电结果

U_C/V	9	8	7	6	5	4	3	2	1	0
放电时间 t/s										

3）观察一阶RC电路的方波响应

将图2-4-9中的电阻改为$R=10\text{k}\Omega$，电容$C=0.01\mu\text{F}$，然后将上面的电源用信号发生器代替，调节信号发生器使其输出一个方波信号（$U_m=1\text{V}$，$f=100\text{Hz}$），此方波信号是一阶RC电路的输入信号，然后用数字示波器的两个通道同时观察一阶RC电路的输入和输出信号的波形。将图中开关S拨到位置1，记录此时的波形情况。

改变一阶 RC 电路的电容的大小，再观察方波响应。
（1）选 C=0.1μF 时，观察并记录输出信号的波形。
（2）选 C=3.3μF 时，观察并记录输出信号的波形。

2. 观察 RC 微分电路

根据图 2-4-10 连接电路，其中 R=1kΩ，C=0.33μF。调节信号发生器使其输出一个方波信号（U_m=1V，f=100Hz），此方波信号是 RC 微分电路的输入信号，然后用数字示波器的两个通道同时观察 RC 微分电路的输入和输出信号的波形，记录此时的波形情况。

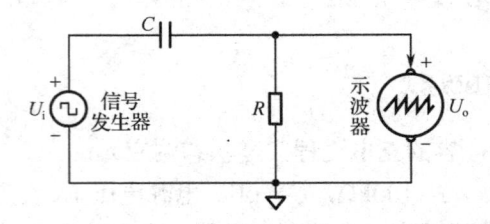

图 2-4-10　RC 微分电路测试实验电路图

改变 RC 微分电路的电阻的大小，再观察输出波形。
（1）选 R=10kΩ 时，观察并记录输出信号的波形。
（2）选 R=1MΩ 时，观察并记录输出信号的波形。

3. RC 串并联选频网络的测试

1）搭建电路
（1）按图 2-4-11 连接电路，其中 R=10kΩ，C=0.01μF。
（2）RC 串并联选频网络的输入端连接信号发生器，调节信号发生器的参数，使其输出电压为 3V 的正弦信号。
（3）RC 串并联选频网络的输出端与数字示波器相连。

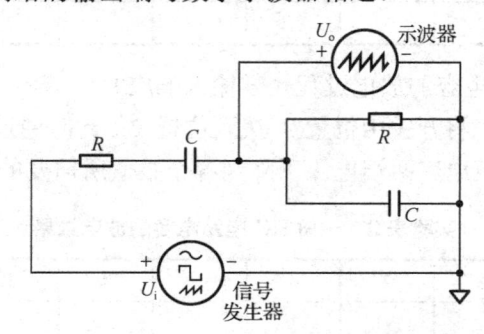

图 2-4-11　RC 串并联选频网络测试实验电路图

2）幅频特性测试
（1）计算该选频网络的振荡频率 f_0。
（2）保持输入信号幅值不变，对频率进行调节，依次用数字示波器测出对应的输出信号的幅值，并记录在实验表 3 中。首先测量当输入信号是 f_0 时的输出电压值，然后在 f_0 的左右设置其他频率点，对输出电压进行测量。

实验表 3　RC 串并联选频网络的幅频特性

f/Hz												
U_o/V												

3）相频特性测试

用逐点法测量该电路的相频特性，并将数据记录在实验表 4 中。

实验表 4　RC 串并联选频网络的相频特性

f/Hz												
T/ms												
τ/ms												
φ												

4）注意事项

（1）测量 RC 串并联选频网络时，应该在 f_0 左右两侧至少各选取 5 个以上的点进行测试。

（2）信号发生器的输出电压在整个测量过程中要保持不变。

2.4.6　实验报告要求与思考题

1. 实验报告要求

（1）在同一坐标纸上绘制一阶 RC 电路的充电过程曲线和放电过程曲线。

（2）根据一阶 RC 电路的充放电曲线求出时间常数 τ，并与理论值进行比较，分析误差的可能原因。

（3）根据实验表格的数据，绘制 RC 串并联选频网络的幅频特性曲线和相频特性曲线。

2. 思考题

（1）在一阶 RC 电路中，当 R、C 的大小变化时，对电路的输出有什么影响？

（2）RC 串并联选频网络的振荡频率是由哪部分电路确定的？如何改变电路的振荡频率？

（3）观察绘制的曲线，RC 串并联选频网络当输入电压和输出电压的相位差为 0 时，输出电压幅值是否是输入电压幅值的 1/3？如果不是，试分析原因。

2.5　实验 5——LC 谐振电路

2.5.1　实验目的

（1）了解 LC 谐振电路的基本原理和特性。

（2）掌握 LC 串并联谐振电路谐振频率的计算方法和测试方法。

（3）掌握 LC 串并联谐振电路的通频带测量方法。

2.5.2 预习要求

（1）阅读与本实验有关的内容，加强对 LC 串并联谐振电路的理解。
（2）复习数字示波器和信号发生器的使用说明，熟悉各旋钮的功能。
（3）预习实验原理和实验内容，绘制实验中所需的表格。

2.5.3 实验原理

LC 谐振电路是由电感（L）和电容（C）组成的一种电路，用于在特定频率下实现谐振。LC 谐振电路可以在电感和电容之间存储和释放能量，并产生特定频率的振荡信号。

在 LC 谐振电路中，电感和电容串联或并联连接。当电路处于谐振状态时，电感和电容之间的能量交换达到最大。具体来说，当电容的电压达到峰值时，电感中的电流也达到峰值，并且两者之间形成周期性的能量交换。

1. LC 串联谐振电路

1）工作原理

在 LC 串联谐振电路（见图 2-5-1）中，电感和电容的阻抗会相互抵消，从而使电路的总阻抗降低到最小值，电路呈现出最大的谐振电压。

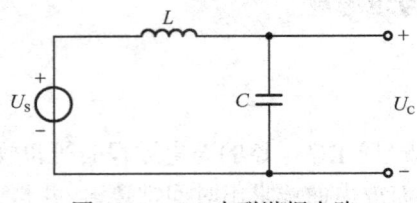

图 2-5-1 LC 串联谐振电路

2）谐振频率

LC 串联谐振电路的谐振频率可以通过以下公式计算：

$$f_0 = \frac{1}{2\pi\sqrt{LC}}$$

其中，f_0 为谐振频率，L 为电感值，C 为电容值，π 为圆周率。在该频率下，电路呈现最大的谐振响应。

3）谐振特性

在谐振频率下，LC 串联谐振电路的阻抗最小且呈现出纯阻性，此时电源端的电压与电流同相，电流出现最大值。电容与电感不分担电源电压，全部电源电压都在电阻上。能量在电感和电容之间周期性转移。

2. LC 并联谐振电路

当信号源的内阻为零或很小时，串联谐振电路是一种有效的选择。然而，当信号源的内阻较大时，选择串联谐振电路将会显著降低电路的品质因数，并导致谐振电路的选择性大幅降低（通带过宽）。在这种情况下，最佳选择是采用并联谐振电路。

如图 2-5-2 所示，电感和电容并联连接，形成一个 LC 并联谐振电路。在 LC 并联谐振电路中，电感和电容相互作用形成谐振。

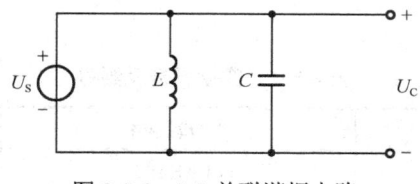

图 2-5-2　LC 并联谐振电路

1）工作原理

在 LC 并联谐振电路中，电感和电容并联连接，形成一个振荡回路。当电路受到特定频率的外部激励信号时，电感和电容之间会相互作用，导致电路在谐振频率下表现出最大的阻抗。

2）谐振频率计算

LC 并联谐振电路的谐振频率可由以下公式计算：

$$f_0 = \frac{1}{2\pi\sqrt{LC}}$$

其中，f_0 为谐振频率，L 为电感值，C 为电容值，π 为圆周率。在该频率下，电路呈现最大的谐振响应。

3）谐振特性

在 LC 并联谐振电路中，当达到谐振频率时，电路的总阻抗会达到最大值。究其原因，在这一特定频率下，电感所呈现的感抗与电容展现出的容抗，其数值大小相等，但相位相反，这就使电感和电容的阻抗在电路中相互作用，彼此抵消。就如同两个大小相等、方向相反的力作用于同一物体，使得作用在物体上的这两个力的合力为零。在电路中，这种阻抗的相互抵消，引发了电路中的电流和电压呈现出特殊的共振现象，最终导致电路在谐振频率下的总阻抗达到最大。

3. 通频带

在电子学领域，通频带是一个极为关键的概念，它用于衡量信号在电路或系统中的传输特性。具体来说，通频带指的是信号能够在一个电路或系统中顺利通过，并且不会受到明显衰减的频率范围，也被称为通带或带宽。通频带本质上是一个频率范围，其计量单位为 Hz。为了准确界定通频带，需要引入上、下截止频率的概念。当电路或系统中的电压或电流的振幅下降到其最大振幅的 0.707 倍时，对应的频率即上、下截止频率。从另一个角度来看，当电路或系统的输出信号从最大值衰减 3dB（分贝）时，此时的信号频率也被定义为截止频率。这两种定义方式在本质上是等价的，只是从不同的参数角度来描述截止频率。而通频带就是由上述上、下截止频率所界定的频带，位于这两个截止频率之间的信号能够较为顺利地通过电路或系统，保证了信号的完整性和有效性，而超出这个范围的信号则会受到较大程度的衰减，影响其正常传输和后续处理。

2.5.4 实验设备及器材

实验设备及器材见表 2-5-1。

表 2-5-1 实验设备及器材

名　　称	型号或规格	数　　量
数字万用表	FLUKE 15B+	1块
数字示波器	RIGOL DS2000A	1块
信号发生器	RIGOL DG1000	1块
晶体管毫伏表	AS2294D	1块
直流稳压电源	GWINSTEK PPE-3323	1块
电感	100μH	1个
电容	0.01μF	1个
导线	—	若干
面包板	—	1块

2.5.5 实验内容和步骤

1. LC 串联谐振电路的测试

（1）按图 2-5-3 连接电路，其中 L=100μH，C=0.01μF。

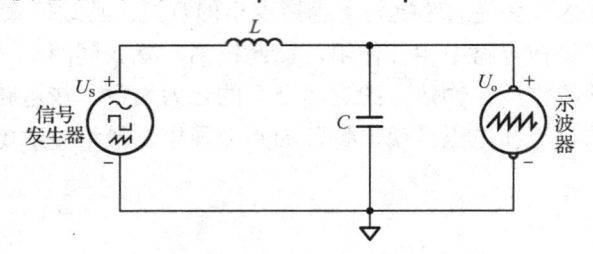

图 2-5-3 LC 串联谐振电路实验图

（2）LC 串联谐振电路的输入端连接信号发生器，调节信号发生器，使其输出峰峰值为 3V 的正弦信号。

（3）将数字示波器连接到 LC 串联谐振电路的输出端。

（4）计算电路的振荡频率 $f_{理论}$。

（5）测量电路的谐振频率 f_0。将信号发生器的频率在 $f_{理论}$ 左右由小到大进行调节，当数字示波器的读数最大时，信号发生器上显示的频率就是电路的振荡频率，测量此时的输出 U_o，并计算放大倍数，所有数据记录在实验表 1 中。

实验表 1 LC 串联谐振电路的谐振频率数据

L=100μH，C=0.01μF	$f_{理论}$	测量值 f_0	相对误差	U_o	放大倍数

（6）幅频特性测试。保持输入信号幅值不变，对频率进行调节，依次测出对应的输出信号的幅值，并记录在实验表 2 中。首先测量当输入信号的频率为 f_0 时的输出电压值，然后在 f_0 左右两侧设置其他频率点，对输出电压进行测量。

实验表 2　LC 串联谐振电路的幅频特性数据

f/Hz											
U_o/V											

2. LC 并联谐振电路的测试

（1）按图 2-5-4 连接电路，其中 L=100μH，C=0.01μF。

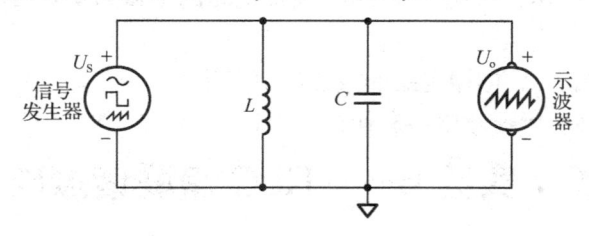

图 2-5-4　LC 并联谐振电路实验图

（2）LC 并联谐振电路输入端连接信号发生器，调节信号发生器，使其输出峰峰值为 3V 的正弦信号。

（3）将数字示波器连接到 LC 并联谐振电路的输出端。

（4）计算电路的振荡频率 $f_{理论}$。

（5）测量电路的谐振频率 f_0。将信号发生器的频率在 $f_{理论}$ 左右由小到大进行调节，当数字示波器的读数最大时，信号发生器上显示的频率就是电路的振荡频率，测量此时的输出 U_o，并计算放大倍数，所有数据记在实验表 3 中。

实验表 3　LC 并联谐振电路的谐振频率数据

L=100μH，C=0.01μF	$f_{理论}$	测量值 f_0	相 对 误 差	U_o	放 大 倍 数

（6）幅频特性测试。保持输入信号幅值不变，对频率进行调节，依次测出对应的输出信号的幅值，并记录在实验表 4 中。首先测量当输入信号的频率为 f_0 时的输出电压值，然后在 f_0 左右两侧设置其他频率点，对输出电压进行测量。

实验表 4　LC 并联谐振电路的幅频特性数据

f/Hz											
U_o/V											

3. 注意事项

（1）测量 LC 谐振电路的幅频特性时，应在 f_0 左右两侧至少各选取 5 个以上的点进行测试。

（2）信号发生器的输出电压在整个测量过程中要保持不变。

2.5.6 实验报告要求与思考题

1. 实验报告要求

（1）整理好实验数据，并以表格形式记录。
（2）在坐标纸上绘出 LC 谐振电路的通频带。

2. 思考题

（1）如何根据电感和电容的值计算 LC 谐振电路的谐振频率？给出公式并解释公式中每个参数的含义。
（2）在谐振频率下，LC 谐振电路的阻抗如何变化？
（3）谐振电路的品质因数对电路有什么影响？

2.6 实验 6——RLC 串联谐振电路

2.6.1 实验目的

（1）了解 RLC 串联谐振电路的基本原理和特性。
（2）学习测量和调节 RLC 串联谐振电路的谐振频率的方法。
（3）了解品质因数的物理意义和测试方法。
（4）掌握绘制 RLC 串联谐振电路幅频特性曲线的方法。

2.6.2 预习要求

（1）阅读与本实验有关的内容，加深对 RLC 串联谐振电路的理解。
（2）熟悉谐振频率的计算公式。
（3）预习实验原理和实验内容，绘制实验中所需的表格。

2.6.3 实验原理

1. 基本原理

如图 2-6-1 所示，RLC 串联谐振电路是由电阻 R、电感 L 以及电容 C 通过串联方式连接的电路。RLC 串联谐振电路的工作原理是基于电感和电容的储能特性以及它们与电阻之间的相互作用，在特定的频率下，串联谐振电路可以实现电流的放大。

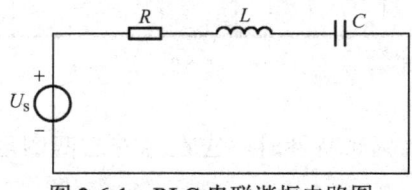

图 2-6-1 RLC 串联谐振电路图

1）感抗与容抗

电感 L 的感抗为 $X_L = 2\pi fL$，与频率 f 成正比，即频率越高，感抗越大，对电流的阻碍作用越强。

电容 C 的容抗为 $X_C = \dfrac{1}{2\pi fC}$，与频率 f 成反比，频率越高，容抗越小。

2）谐振条件

当电路中的电源频率 f 变化到某一特定值时，感抗 X_L 与容抗 X_C 相等，即 $2\pi fL = \dfrac{1}{2\pi fC}$，此时电路达到谐振状态，该频率 $f_0 = \dfrac{1}{2\pi\sqrt{LC}}$ 称为谐振频率。

3）能量转换

谐振时，电感和电容的电压大小相等、相位相反，相互抵消，总电压 $U_S = U_R$。电源提供的能量全部被电阻消耗，电感与电容之间进行着磁场能和电场能的周期性相互转换，且转换过程中总能量保持守恒。

当电容放电时，电场能转化为电感的磁场能；电感电流减小后，磁场能又转化为电容的电场能。

4）电流特性

电路的总阻抗为

$$Z = \sqrt{R^2 + (X_L - X_C)^2}$$

谐振时，$X_L = X_C$，总阻抗 $Z=R$，达到最小值。根据欧姆定律 $I = \dfrac{U_S}{Z}$，在电源电压 U_S 不变的情况下，电路中的电流 I 达到最大值，即 $I_0 = \dfrac{U_S}{R}$。

2. 谐振特性

1）阻抗最小

在电路谐振时，$X_L = X_C$，所以总阻抗 $Z=R$，达到最小值。

2）电流最大

RLC 串联谐振电路中的电流为

$$I = \dfrac{U_S}{Z} = \dfrac{U_S}{\sqrt{R^2 + (X_L - X_C)^2}} = \dfrac{U_S}{\sqrt{R^2 + \left(2\pi fL - \dfrac{1}{2\pi fC}\right)^2}}$$

其中，$\omega = 2\pi f$，I 与 f 的关系曲线如图 2-6-2 所示。图中，f_0 是谐振频率，当 $f = f_0$ 时，I 最大，当 $f > f_0$ 和 $f < f_0$ 时，随着频率 f 远离 f_0，I 越来越小。

3）电压放大

在谐振状态下，电感和电容两端的电压可能远大于电源电压。这是因为电感和电容的电压是电流与各自阻抗的乘积，而在谐振时，电流较大，且电感和电容的阻抗可以很大。

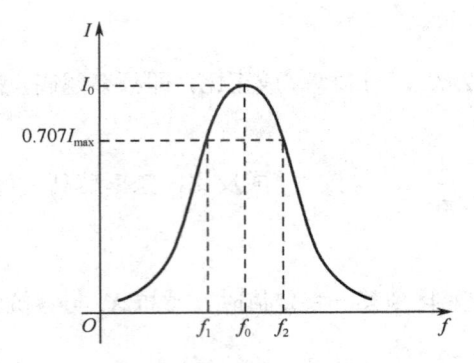

图 2-6-2 电流与频率的关系曲线

4）品质因数 Q

品质因数是衡量电路选择性或锐度的指标，可以定义为谐振频率与通频带的比值，因此品质因数 $Q = \dfrac{f_0}{\Delta f}$，其中 Δf 是通频带，通常规定 I 值为 I_0 的 $1/\sqrt{2}$ 所对应的两个频率 f_1 和 f_2 之差为通带，$\Delta f = f_2 - f_1$。品质因数越大，谐振曲线越尖锐，电路的选择性越好。此外，在 RLC 串联谐振电路中，$Q = \dfrac{\omega_0 L}{R} = \dfrac{1}{R}\sqrt{\dfrac{L}{C}}$，其中 $\omega_0 = \dfrac{1}{\sqrt{LC}}$ 是谐振角频率。

3. RLC 串联谐振电路的幅频特性

如图 2-6-2 所示，电流 I 随 f 而变，取电阻 R 上的电压 U_R 作为响应，$U_R = IR$，则图 2-6-2 的电流随频率变化曲线可以转变为电阻两端的输出电压随频率变化的曲线，即幅频特性曲线，曲线尖峰的尖锐程度标志着谐振电路的频率选择性。

1）谐振频率 f_0 的测量方法

（1）使用信号发生器产生连续变化的交流信号，在一定范围内覆盖到预计的谐振频率，确保信号发生器的输出电压和频率的稳定性。

（2）连接数字示波器并将其设置为电压测量模式，将数字示波器的探头连接到 RLC 串联谐振电路的两端。

（3）调节信号发生器的频率，从低频逐渐逼近谐振频率。同时，观察数字示波器的波形，并记录当波形幅度达到最大值时的频率。

（4）重复步骤（3），直至找到谐振频率，即电路中电流达到最大值的频率。

2）电路品质因数 Q 的两种测量方法

（1）测量出 U_C 与 U_L，根据公式 $Q = \dfrac{U_L}{U_0} = \dfrac{U_C}{U_0}$ 求得品质因数 Q，其中 U_C 与 U_L 分别为谐振时电容 C 和电感 L 上的电压，U_0 为电阻 R 上的电压。

（2）通过测量幅频特性曲线上的通频带 $\Delta f = f_2 - f_1$，再根据 $Q = \dfrac{f_0}{\Delta f}$ 可以求得品质因数 Q。

2.6.4 实验设备及器材

实验设备及器材见表 2-6-1。

表 2-6-1 实验设备及器材

名　　称	型号或规格	数　量
数字万用表	FLUKE 15B+	1 台
数字示波器	RIGOL DS2000A	1 台
信号发生器	RIGOL DG1000	1 台
晶体管毫伏表	AS2294D	1 台
直流稳压电源	GWINSTEK PPE-3323	1 台
电感	100μH	1 个
电容	0.01μF	1 个
电阻	620Ω, 2.2kΩ	各 1 个
导线	1	若干
面包板	1	1 块

2.6.5 实验内容和步骤

（1）按图 2-6-3 连接电路，其中 L=100μH，C=0.01μF，R=620Ω。

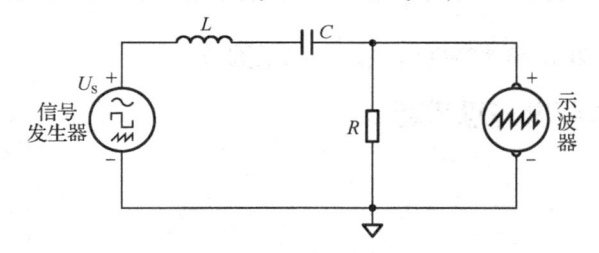

图 2-6-3 测量线路图

（2）RLC 串联谐振电路的输入端连接信号发生器，调节信号发生器的参数，使其输出峰峰值为 3V 的正弦信号，并在整个实验过程中保持不变。

（3）RLC 串联谐振电路的输出端与数字示波器相连。

（4）计算 RLC 串联谐振电路的振荡频率 $f_{理论}$，$f_{理论}=\dfrac{1}{2\pi\sqrt{LC}}$。

（5）测量电路的谐振频率 f_0。将信号发生器的频率由小到大进行调节，当数字示波器的读数最大时，信号发生器上显示的频率就是电路的振荡频率，测量此时的输出 U_o，并计算放大倍数，所有数据记入实验表 1 中。

实验表 1 RLC 串联谐振电路的谐振频率数据

L=100μH，C=0.01μF R=620Ω	$f_{理论}$	测量值 f_0	相 对 误 差	U_o	放 大 倍 数

（6）幅频特性测试。

① 保持输入信号幅值不变，对频率进行调节，依次测出对应的输出信号的幅值，并记入实验表 2 中。首先测量当输入信号为 f_0 时的输出电压值，然后在 f_0 的左右设置其他频率点，

对输出电压进行测量,最后计算出电流 I 的值,记入实验表 2 中,在坐标纸上绘出 RLC 串联谐振电路的通频带。

实验表 2　RLC 串联谐振电路的幅频特性数据 1

f/Hz											
U_o/V											
I/mA											

② 将电路中的电阻 R 由 620Ω 改为 2.2kΩ,重复步骤①,数据记入实验表 3 中,并在坐标纸上绘出 RLC 串联谐振电路的通频带。

实验表 3　RLC 串联谐振电路的幅频特性数据 2

f/Hz											
U_o/V											
I/mA											

(7) 测量电路的品质因数。通过测量幅频特性曲线的通频带 $\Delta f = f_2 - f_1$,再根据 $Q = \dfrac{f_0}{\Delta f}$,分别求出当电阻 R 为 620Ω 和 2.2kΩ 时电路的品质因数。

2.6.6　实验报告要求与思考题

1. 实验报告要求

(1) 整理好实验数据,并以表格形式记录。
(2) 在坐标纸上绘出 RLC 串联谐振电路的通频带。

2. 思考题

(1) 如何通过实验测量电路的通频带?通频带的大小如何影响电路的品质因数?
(2) RLC 串联谐振电路中电流何时达到最大值?为什么?
(3) 实验中电容和电感对电路谐振有何影响?它们在谐振条件下如何相互抵消?

第3章 模拟电路实验

3.1 实验1——单级放大器的应用

3.1.1 实验目的

（1）了解单级放大器的基本原理和电路结构，掌握其放大功能和工作特性。
（2）掌握测量放大器的电压放大倍数、动态范围和幅频特性的方法。
（3）学会测量和调试放大器的静态工作点。
（4）进一步熟悉数字示波器、信号发生器、晶体管毫伏表的使用方法。

3.1.2 预习要求

（1）阅读相关教材或资料，了解单级放大器的原理、电路结构和工作特性。
（2）理解电子电路中的基本参数，如电压、电流、频率等的意义和测量方法。
（3）熟悉数字示波器的使用方法和波形分析技巧，了解信号发生器的功能和操作要点。
（4）对单级放大器在音频放大、微弱信号处理等方面的应用有一定的了解，理解其在实际生活中的意义和重要性。

3.1.3 实验原理

实现信号放大的装置称为放大器。放大器经常应用在生物医学中，生物体产生的信号通常非常微弱，如脑电图信号、肌电图信号或脉搏信号，放大器能够增大信号的幅度，使其被仪器准确检测和记录。其中共发射极放大器是电子线路中最基本的一种放大电路，它可以将微弱信号进行电压放大，是学习其他种类放大器的基础。

在共发射极分压式偏置单级放大器电路（见图 3-1-1）中，NPN 型三极管 S9013 作为核心的有源器件，凭借其电流控制特性，承担着小信号的线性放大任务。直流稳压电源 V_{CC} 为三极管提供关键的偏置条件，为发射极提供正向偏置电压，同时为集电极提供反向偏置电压，成为信号放大过程中的能量泵浦源，保障三极管工作在合适的有源区。

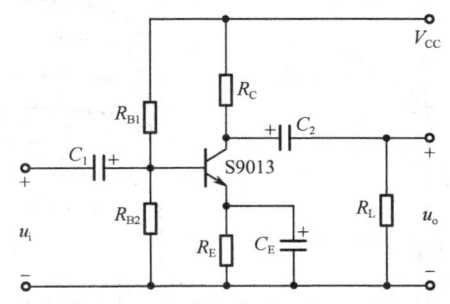

图 3-1-1 共发射极分压式偏置单级放大器电路

由电阻 R_{B1}、R_{B2} 和 R_E 共同构建的直流偏置电路，与电源 V_{CC} 协同工作，通过精确的分压与限流机制，为三极管确立稳定的静态工作点，确保信号在放大过程中维持低失真度，满足小信号模型的线性近似条件。集电极电阻 R_C 发挥着关键的阻抗变换作用，将集电极输出电流转化为电压，实现电压增益的提升。外部连接的负载电阻为 R_L，电路输入阻抗与电路输出阻抗的匹配程度，直接影响信号传输效率与功率传输的最大化。

电容 C_1 和 C_2 在电路中发挥着高通滤波器的功能，实现"隔直流通交流"的功能。由于电容对直流呈现极高的容抗，等效于开路，有效阻断直流电源对信号源和负载的直流偏置干扰；而对于交流信号，电容的容抗大幅降低，近似于短路，使交流信号能够无损耗地从输入端传输至输出端。旁路电容 C_E 则通过对发射极电阻 R_E 进行交流旁路，降低其对交流信号的负反馈作用，提升电路的电压增益，增强信号放大的性能。

1. 共发射极放大器的工作状态

共发射极放大器在电路运行中呈现出两个主要状态：静态工作状态和动态工作状态。静态工作状态涉及确定放大器的静态工作点，而动态工作状态主要涉及交流信号的放大。

1）静态工作状态

静态是指输入信号为零时放大器的工作状态，此时电路中只有直流电流和电压。如图 3-1-2 所示，Q 点是静态工作点，此时三极管处于放大区，可以对输入信号进行放大。

主要通过求解直流通路来确定静态工作点，包括基极电流 I_{BQ}、集电极电流 I_{CQ}、集电极-发射极电压 U_{CEQ} 等。对于固定偏置的共发射极放大器，可根据三极管的特性方程和电路的基尔霍夫定律列出方程求解。

$$I_{BQ} = \frac{V_{CC} - U_{BEQ}}{R_B}$$

$$I_{CQ} = \beta I_{BQ}$$

$$U_{CEQ} = V_{CC} - I_{CQ} R_C$$

其中，V_{CC} 为电源电压，R_B 为基极电阻，R_C 为集电极电阻，β 为三极管的电流放大倍数，U_{BEQ} 为基极-发射极电压。

合适的静态工作点能确保放大器正常工作，若静态工作点设置不当，可能导致信号失真，如静态工作点过高会产生饱和失真，过低会产生截止失真。

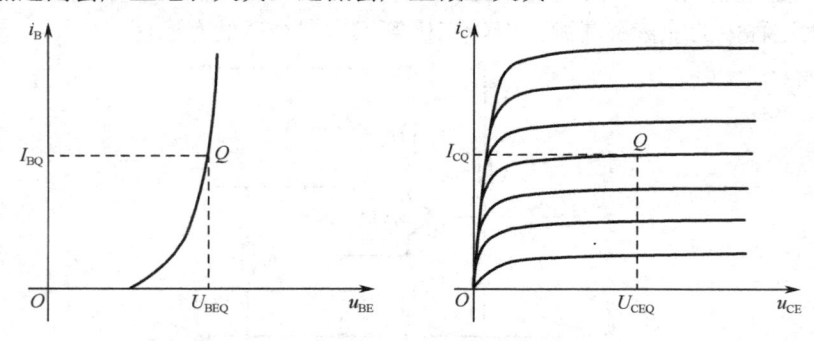

图 3-1-2 共发射极放大器的静态工作点

2）动态工作状态

共发射极放大器的动态工作状态是指在有输入信号的情况下，电路中各点电压和电流随时间变化的情况。动态工作状态旨在描述放大器如何处理输入信号并将其放大,此时放大器同时受到交流输入信号和直流电压的共同影响,因此,输出信号包含直流分量和交流分量,如图 3-1-3 所示,极间的电流和电压在各自的静态水平上,还会叠加一个与输入信号变化相应的交流分量。

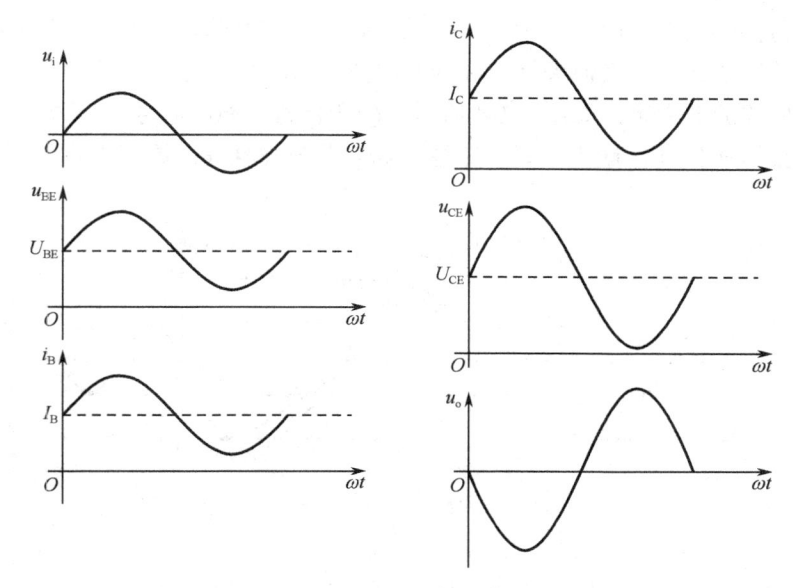

图 3-1-3 动态工作状态下各参数变化图

需通过交流通路来分析动态工作状态,常采用微变等效电路法,将三极管用其小信号模型替代,如 h 参数模型。可据此计算电压放大倍数 A_u、输入电阻 R_i、输出电阻 R_o 等动态性能指标。例如:

$$A_u = -\frac{\beta R'_L}{r_{be}}$$

$$R_i = R_B // r_{be}$$

$$R_o = R_C$$

其中,$R'_L = R_C // R_L$,r_{be} 为三极管的输入电阻,R_L 为负载电阻。

动态工作状态下放大器对输入信号进行放大处理,将微弱的电信号转换为所需的较大幅度的电信号,以驱动后续电路或负载,如在音频放大器中放大音频信号,使其能推动扬声器发出声音。

3)共发射极放大器的工作状态判断方法

通过测量直流工作点来判断。

(1)测量基极电位:用数字万用表的直流电压挡测量三极管基极与地之间的电压。对于硅管,若基极电位在 0.6~0.7V,可能处于放大状态;若远高于或低于此值,可能进入饱和或截止状态。

(2)测量集电极电位:集电极电位接近电源电压 V_{CC} 时,三极管可能处于截止状态;集电极电位接近发射极电位,即集电极-发射极电压 U_{CE} 很小时,可能处于饱和状态;U_{CE} 处于电源电压 V_{CC} 的一半左右时,一般处于放大状态。

（3）测量发射极电位：发射极电位取决于发射极电阻和发射极电流，结合基极电位可判断发射结的偏置情况。若发射极电位高于基极电位，发射结反偏，三极管可能处于截止状态。

2. 放大电路的非线性失真

当输入信号的幅度较大时，放大电路无法保持输入信号的原始波形，从而在输出信号中引入了不希望的谐波成分和其他失真，称为非线性失真。适当的静态工作点 Q 能够使三极管工作在其特性曲线的放大区，如图 3-1-4 所示，Q 点合适，输出信号未失真，并被线性放大。非线性失真包括饱和失真、截止失真、交越失真、谐波失真等，这里主要介绍饱和失真和截止失真。

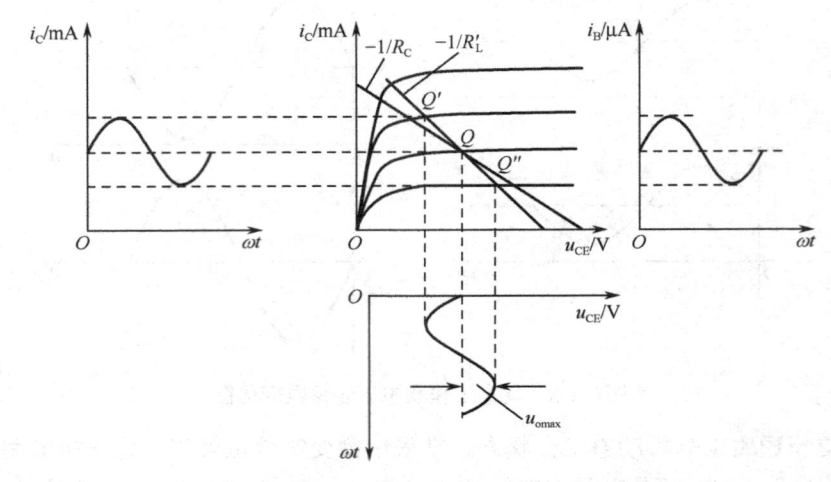

图 3-1-4 静态工作点 Q 和 i_B、i_C、u_{CE} 的波形

1）饱和失真

当输入信号的幅度较大时，放大器的输出可能达到其电源电压的限制，导致输出波形在峰值处被削平，这种现象称为饱和失真。在放大器中，这通常发生在三极管的发射极电压超过一定值时。

图 3-1-5 展示了饱和失真，此时静态工作点 Q 被置于输入特性曲线的上半部分，如果输入信号 u_i 具有相对较大的幅度。此时输入 u_i 的上半周时，放大器工作在饱和区，所以上半周将会失真。在饱和区时，电流放大倍数（$β$ 值）非常低，i_C 不再等于 $βi_B$。所以尽管基极电流 i_B 持续上升，集电极电流 i_C 却不会相应地增加，从而形成了上半周的平顶现象，于是输出电压 u_{CE}（u_o）下半周也产生了平顶现象。随后，i_B 降低，Q 重新回到放大区，$i_C=βi_B$。

2）截止失真

在放大器中，当输入信号为正弦波等周期性信号时，若静态工作点设置过低，在输入信号的负半周，三极管可能进入截止区，导致放大器无法对输入信号的这部分进行正常放大，输入信号的负半周波形会被削平，这种失真就称为截止失真，如图 3-1-6 所示，Q 点过低时，输入信号的下半周会失真，导致输出信号的顶部消失。从三极管的工作原理来说，对于 NPN 型三极管，发射结正偏、集电结反偏时，三极管处于放大状态。当输入信号使发射极电压低于三极管的死区电压时，基极电流几乎为零，三极管截止。此时集电极电流也基本为零，集电极与发射极之间的电压接近电源电压，输出信号就会出现截止失真。

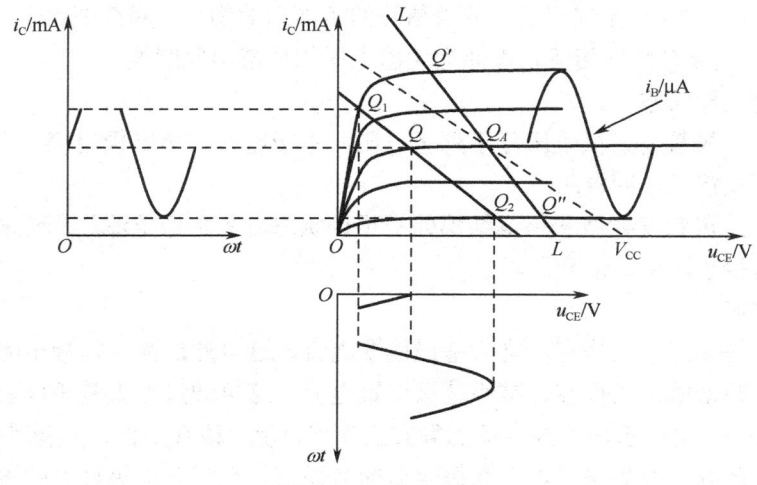

图 3-1-5 饱和失真

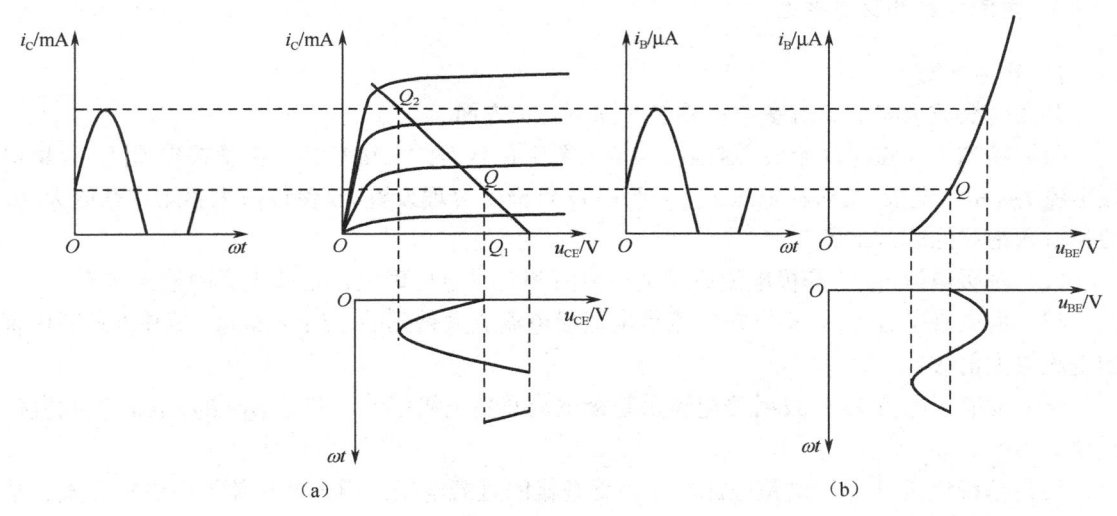

图 3-1-6 截止失真

3）饱和失真和截止失真的区别

饱和失真和截止失真的区别主要体现在以下几个方面。

（1）产生原因

截止失真：静态工作点设置过低，输入信号负半周使三极管进入截止区，基极电流几乎为零，集电极电流也基本为零，导致输出信号正半周（NPN 型三极管）被削平。

饱和失真：静态工作点设置过高，输入信号正半周使三极管进入饱和区，集电结和发射结均正偏，集电极电流不再随基极电流的增加而明显增大，输出信号负半周（NPN 型三极管）被削平。

（2）输出波形

截止失真：对于 NPN 型三极管，输出信号的正半周被削平，顶部变得平坦，负半周基本正常。而 PNP 型三极管恰好相反，表现为输出电压的底部出现削波。

饱和失真：对于 NPN 型三极管，输出信号的负半周被削平，底部变得平坦，正半周基本正常。而 PNP 型三极管恰好相反，表现为输出电压的顶部出现削波。

（3）三极管工作状态

截止失真：三极管发射极电压低于死区电压，基极电流、集电极电流几乎为零，集电极与发射极间的电压接近电源电压。

饱和失真：三极管发射结和集电结都处于正偏状态，集电极电流达到饱和值，集电极与发射极间的电压很小，接近饱和压降。

（4）解决措施

截止失真：提高静态工作点，增大基极偏置电流，这可通过减小基极电阻等方式实现。

饱和失真：降低静态工作点，减小基极偏置电流，这可通过增大基极电阻等方法解决。

通过上述分析，可以看出选择合适的静态工作点，使三极管工作在其特性曲线的线性区，可以减少失真。此外，在静态工作点选择合适的前提下，也需要避免过大的输入信号。

3. 直流参数和交流参数

1）直流参数

共发射极放大器的直流参数主要包括以下几个方面。

（1）静态工作点（Q 点）：这是决定放大器工作状态的关键参数，由基极电流 I_{BQ}、集电极电流 I_{CQ} 和集电极-发射极电压 U_{CEQ} 确定。Q 点需要合理设置，以保证放大器工作在放大区，避免进入饱和区或截止区。

（2）基极电流 I_{BQ}：基极电流通过基极电阻和电源电压确定，是放大器的输入电流。

（3）集电极电流 I_{CQ}：集电极电流是由基极电流放大得到的，$I_{CQ} = \beta I_{BQ}$，其中 β 是三极管的电流放大倍数。

（4）发射极电流 I_{EQ}：发射极电流是基极电流和集电极电流之和，$I_{EQ} = I_{BQ} + I_{CQ}$。在共发射极放大器中，$I_{EQ} \approx I_{CQ}$。

（5）基极电压 U_{BQ}：这是施加在三极管基极的直流电压，通过基极偏置电路来设置。基极电压的大小直接影响基极电流（I_{BQ}）。

（6）集电极电压 U_{CQ}：这是集电极相对于地的电压，通常通过集电极电阻和电源电压确定。它需要保持在一定范围内，以确保三极管工作在放大区。

（7）发射极电压 U_{EQ}：这是发射极相对于地的电压。发射极电压通常通过发射极电阻和基极电压来确定。

（8）集电极-发射极电压 U_{CEQ}：这是集电极和发射极之间的电压，由电源电压减去集电极电阻上的电压确定，$U_{CEQ} = V_{CC} - I_{CQ}R_C - U_{EQ} \approx V_{CC} - I_{CQ}R_C - U_{BQ}$。

（9）基极-发射极电压 U_{BEQ}：这是基极和发射极之间的电压，通常约为 0.7V（对于硅三极管）。

2）交流参数

共发射极放大器的交流参数主要包括以下几个方面。

（1）电压增益（放大倍数）A_u：这是输出电压与输入电压的比值，用于衡量放大器对交流信号的放大能力。表达式为 $A_u = -\dfrac{R'_L}{r_{be}}$，其中 $R'_L = R_C // R_L$，R_C 为集电极电阻，R_L 为负载电阻，r_{be} 是三极管的动态输入电阻，为

$$r_{be} \approx 300(\Omega) + \beta \dfrac{26(\text{mV})}{I_{CQ}(\text{mA})}$$

（2）输入电阻 R_i：这是放大器从信号源"看到"的输入阻值，主要由基极电阻和发射极电阻决定，它反映了放大器对信号源的影响程度。对于共发射极放大器，输入电阻通常较低，表达式为 $R_i = R_B // r_{be}$，一般地，$R_B = R_{B1} // R_{B2}$，R_{B1}、R_{B2} 是基极偏置电阻。

（3）输出电阻 R_o：这是放大器从负载"看到"的输出阻值，主要由集电极电阻和三极管的输出特性决定，它反映了放大器带负载的能力。对于共发射极放大器，其输出电阻通常较高，一般情况下，$R_o = R_C$。

3）最大输出电压 U_{omax}

放大器的最大输出电压 U_{omax} 是指放大器可以输出的最高电压值。该数值表示了在放大器的工作范围内，可以得到的最大输出电压。当输入信号在放大器中经过放大时，输出信号不能超过最大输出电压，否则可能会发生饱和失真或截止失真。最大输出电压是放大器性能的重要指标之一，它决定了放大器能够提供的最大输出信号的强度。最大不失真输出电压的峰峰值称为输出动态范围，用 U_{opp} 表示，$U_{opp} = 2U_{omax}$。

4. 放大器的幅频特性

放大器的幅频特性是指在不同频率下放大器对输入信号幅度的响应情况，描述了放大器对不同频率信号的放大程度。通常，放大器在特定频率范围内具有较高的增益，并且随着频率的增加而逐渐降低。幅频特性通常以图形或图表的形式表示，其中横轴表示频率，纵轴表示放大器的增益或衰减。通过分析幅频特性，可以帮助了解放大器的频率响应范围，以及在不同频率下对信号的放大情况。

3.1.4 实验设备及器材

实验设备及器材见表 3-1-1。

表 3-1-1 实验设备及器材

名　　称	型号或规格	数　　量
数字示波器	RIGOL DS2000A	1 台
直流稳压电源	GWINSTEK PPE-3323	1 台
信号发生器	RIGOL DG1000	1 台
晶体管毫伏表	AS2294D	2 台
数字万用表	FLUKE 15B+	1 台
元器件	详见图 3-1-7	详见图 3-1-7
面包板	—	1 块

3.1.5 实验内容和步骤

1. 搭建电路

根据图 3-1-7 连接电路，其中 R'_{B1}=4.7kΩ，R_W=100kΩ，R_{B2}=24kΩ，R_C=4.7kΩ，R_E=2.7kΩ，R_L=3.6kΩ，C_1=10μF，C_2=10μF，C_E=100μF。

2. 静态工作点的调试

（1）放大器输入端接地，将电位器 R_W 调至最大，电源接+12V。

（2）用数字万用表对放大器的各级电压进行测量，判断放大器是否工作在放大区。

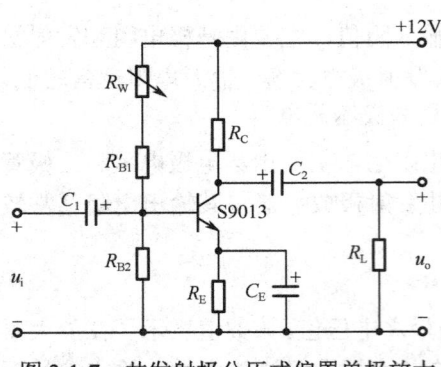

图 3-1-7 共发射极分压式偏置单极放大器电路

首先测量 U_{CQ} 和 U_{EQ}，当 U_{CQ}=12V 或 U_{EQ}=0 时，I_{CQ}=0，放大器处于截止区；当 U_{CQ} 读数很小，U_{CEQ}≤0.5V 时，提示 I_{CQ} 太大，R_C 两端分压过大，此时放大器处于饱和区。然后测量 U_{BEQ}，正常情况下，硅管的 U_{BEQ} 约为 0.5～0.7V，锗管的 U_{BEQ} 约为 0.1～0.3V。

（3）静态工作点的调试方法

将放大器输入端与信号发生器相连，调节信号发生器，使其输出一个正弦信号，频率 f=1kHz，u_i 的峰峰值为 60mV。调节 R_W，用示波器观察 u_o 波形的变化，当 R_W 调到某一位置使 U_{CEQ} 约为 6V 时，若加大输入信号幅度能使 u_o 正负两半波同时出现失真，而减小信号幅度又能使正负两半波的失真同时消失，则说明此时的静态工作点已基本处于放大器交流负载线的中点，放大器的动态范围已趋向最大。$U_{CEQ} = V_{CC} - I_{CQ}R_C$，此时 I_{CQ} 约为 1.3mA，$I_{CQ} = \beta I_{BQ} = U_{EQ}/R_E$，则 U_{EQ}≈3.5V，然后用数字万用表测量 U_{EQ}、U_{BQ}、U_{CQ}、R_W，并求出 I_{CQ}，记入实验表 1 中。

实验表 1 静态工作点各值

测 量 值				计 算 值		
R_W/kΩ	U_{EQ}/V	U_{BQ}/V	U_{CQ}/V	U_{BEQ}/V	U_{CEQ}/V	I_{CQ}/mA

3. 测量电压放大倍数

用数字示波器同时测量放大器的输入信号 u_i 和输出信号 u_o 的波形，观察两者的相位差和峰峰值，并记入实验表 2 中。

实验表 2 A_u 的测量数据

u_i（峰峰值）	u_o（峰峰值）	$A_u = u_o/u_i$	相位差 φ

4. 幅频特性测量

信号发生器输出的信号幅值保持不变，u_i 的峰峰值为 60mV，调节频率 f，按照实验表 3 中的频率进行调节，用数字示波器测量出对应的输出信号 u_o 的峰峰值并记入实验表 3 中（实验中，注意观察 u_i 的大小，如有变化应立刻调整），根据测量结果求出 A_{uo}，然后以频率的对数 $\lg f$ 为横轴、放大倍数 A_{uo} 为纵轴，绘制 $\lg f \sim A_{uo}$ 曲线图。

实验表 3 u_i=60mV

f	30Hz	50Hz	100Hz	500Hz	1kHz	10kHz	100kHz	200kHz	300kHz	400kHz	500kHz	600kHz	700kHz
$\lg f$													
u_o/V													
A_{uo}													

5. 观察各种失真波形

给放大器输入频率为 $f=1$kHz，u_i 的峰峰值为 60mV 的信号后进行以下操作：

（1）调节电位器 R_W 使其提供最大的阻值，然后观察输出波形是否出现失真（如果失真不太明显，将输入信号 u_i 的峰峰值调大）。绘制出现的失真波形并判断其所属失真类型，并记录此时放大器的静态工作点电压 U_{EQ} 的值，据此计算静态工作点电流 I_{CQ}。

（2）调整电位器 R_W 使其提供最小的阻值，再次观察输出波形是否出现失真（如果波形显示为一条直线，可以尝试增加 R_W 的值）。绘制出现的失真波形并判断其所属失真类型，并记录此时的静态工作点电压 U_{EQ} 的值。

3.1.6 实验报告要求与思考题

1. 实验报告要求

（1）完成实验中的各项内容，分析实验可能存在的问题和误差来源，并提出可能的改善方法。

（2）写出个人对实验过程的体会和思考，完成思考题。

2. 思考题

（1）R_W 的大小与放大器饱和失真和截止失真的关系是什么？

（2）如何确定单级放大器的静态工作点？静态工作点对放大器的性能有何影响？

（3）将图 3-1-7 中的 NPN 型三极管换成 PNP 型三极管，放大器的截止失真波形和饱和失真波形是否相同？

（4）在单级放大器中，若输入信号的幅度增加，输出一定会增大吗？

3.2 实验 2——集成运算放大器的应用

3.2.1 实验目的

（1）熟悉集成运算放大器（简称集成运放）的运用技巧。

（2）精通利用集成运放搭建各种计算电路的理论和检测手段。

（3）学会使用线性器件 μA741 组成反相比例放大器、同相比例放大器、加（减）法器、微（积）分器，用数字示波器观察输入和输出波形，并做好记录。

3.2.2 预习要求

（1）阅读相关教材或资料，了解集成运放的基本原理、特性和常见应用。

（2）深入理解集成运放的输入/输出特性，包括增益、输入阻抗、输出阻抗、共模抑制比等。

（3）掌握集成运放的基本电路配置，如同相放大器、反相放大器、加（减）法器、微（积）分器等，并了解它们的工作原理和特点。

（4）熟悉实验所需的基本仪器和工具，如数字示波器、信号发生器、数字万用表等，以及相应的使用方法。

（5）尽量理解相关实验电路的原理和操作步骤，提前手绘电路图并标出电路图中的元器件参数值。

3.2.3 实验原理

集成运放是一种差分放大器，通常由多个三极管和电子元件（如电阻、电容）组成，具有高增益、高输入阻抗和低输出阻抗的特性。集成运放的典型符号由两个输入端（同相输入端和反相输入端）、一个输出端和电源引脚组成。

集成运放作为现代电子电路中的核心器件，在很多领域都扮演着关键角色。在信号处理领域，它常被用来实现信号放大，将微弱的电信号增强至可用水平；通过巧妙搭配外围元器件，它还能构建出功能各异的滤波电路，完成对特定频率信号的筛选；在电压比较方面，集成运放可快速判别两个输入信号的大小关系，输出相应的逻辑电平；在数学运算电路中，集成运放能够实现积分与微分运算，完成对信号的时域变换，广泛应用于自动控制、模拟计算等场景。下面介绍一些常见的集成运放应用。

1. 反相比例放大器（反相器）

在图 3-2-1 所示的电路中，反相比例放大器由一个集成运放和三个电阻组成。其中电阻 R_1 连接在输入信号 u_i 与集成运放的反相输入端之间，电阻 R_f 连接在集成运放的反相输入端和输出端之间，同相输入端通过电阻 R_p 接地。电阻 R_p 称为平衡电阻，它的值等于 R_1 和 R_f 的并联电阻值。

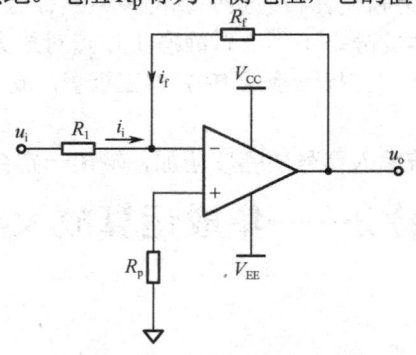

图 3-2-1 反相比例放大器

由于集成运放的同相输入端接地，电位为 0V，根据"虚短"，反相输入端的电位也近似为 0V。又因"虚断"，流入集成运放反相输入端的电流几乎为零，所以输入电流 i_i 全部通过反馈电阻 R_f 流向输出端。根据欧姆定律可得 $i_i = \dfrac{u_i}{R_1}$，$i_f = -\dfrac{u_o}{R_f}$，且 $i_i = i_f$，从而推导出输出电压与输入电压的关系为 $u_o = -\dfrac{R_f}{R_1}u_i$，可以求得该电路的闭环电压放大倍数为

$$A_u = \frac{u_o}{u_i} = -\frac{R_f}{R_1}$$

输出电压与输入电压成比例关系，比例系数为 $-\dfrac{R_f}{R_1}$，负号表示输出电压与输入电压反相。当 R_f 取值与 R_1 相同时，放大倍数为 1。输入电阻 $R_i \approx R_1$，相对较小，取决于外接的输入电阻 R_1。理想情况下，集成运放的输出电阻 R_o 趋近于零，能提供稳定的输出电压，带负载能力强。在该电路中，最佳的反馈电阻应该在 1~100kΩ 范围内选取，同时，电压放大倍数应控制在 100 以内，这样才能确保电压放大倍数的稳定。

2. 同相比例放大器（同相跟随器）

同相比例放大器是一种常用的前置放大器，它具有高输入阻抗和低输出阻抗的特性。高输入阻抗意味着它可以接收来自输入源的信号而不对其造成很大的负荷，从而避免了信号源被浪费或干扰的情况。低输出阻抗意味着它可以提供较低的输出电阻，从而能够驱动负载电路，确保信号能够稳定地传递到后续电路。

在图 3-2-2 所示电路中，同相比例放大器由一个集成运放和三个电阻构成。其中电阻 R_1 连接在集成运放的反相输入端与地之间，电阻 R_f 连接在集成运放的反相输入端和输出端之间，输入信号 u_i 则通过电阻 R_p 加在集成运放的同相输入端。由于"虚短"，集成运放的同相输入端和反相输入端的电位相等，即反相输入端电压 u_- 等于同相输入端电压 u_+，而 $u_+ = u_i$。又因"虚断"，流入集成运放反相输入端的电流为零，根据分压原理可得 $u_- = \dfrac{R_1}{R_1 + R_f}u_o$，由于 $u_+ = u_-$，所以可以推导出输出电压 u_o 与输入电压 u_i 的关系为 $u_o = \left(1 + \dfrac{R_f}{R_1}\right)u_i$，从而求得该电路的闭环电压放大倍数为

$$A_u = \frac{u_o}{u_i} = \frac{R_1 + R_f}{R_1} = 1 + \frac{R_f}{R_1}$$

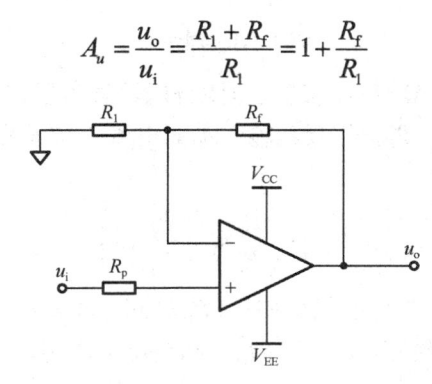

图 3-2-2 同相比例放大器

输出电压与输入电压成比例关系,比例系数为 $1+\dfrac{R_f}{R_1}$,正号表示输出电压与输入电压同相。

输入电阻:理论上输入电阻 R_i 趋近于无穷大,因为从集成运放的同相输入端看进去,几乎没有电流流入,对信号源索取的电流极小,几乎不影响信号源。R_i 的值一般取 $10^8\Omega$。在集成运放的同相输入端加平衡电阻 R_p,$R_p= R_f // R_1$。

输出电阻:理想情况下,输出电阻 R_o 趋近于零,能够为负载提供稳定的输出电压,带负载能力较强。

共模抑制比要求高:由于输入信号同时存在于同相和反相输入端,对集成运放的共模抑制比要求较高,以保证对共模信号有较好的抑制作用,只放大差模信号。

当 $R_f= 0$ 或 $R_1=\infty$ 时,$A_u=1$,此时同相比例放大器是同相跟随器。在这种情况下,放大器是一种理想的阻抗变换器,可以当作电压源使用。

3. 加(减)法器

加(减)法器是一种使用集成运放实现多个输入信号加(减)法运算的电路。如图 3-2-3 所示,加法器的基本结构包含一个集成运放和多个输入电阻。输入信号借助输入电阻,与集成运放的反相输入端实现了电气连接,同相输入端接地。输入电阻 R_1、R_2 控制每个输入信号对输出的贡献。通过调节这些电阻的值,可以实现不同权重的加法运算。由于集成运放的负反馈特性,使反相输入端的电压被保持为 0V(虚短路)。集成运放的同相输入端接地,这确保了"虚短"条件,使反相输入端的电压等于同相输入端的电压,即 0V。

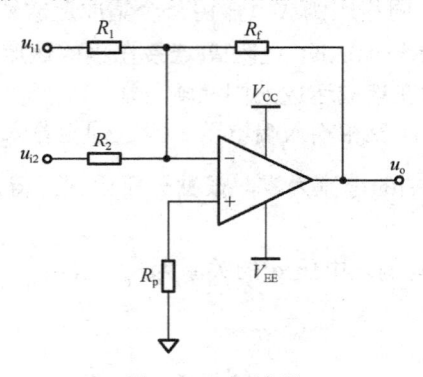

图 3-2-3 加法器

利用"虚短"和"虚断"特性,先通过电阻分压计算出反相输入端的电压 u_-,它是各输入信号的加权和。由于 $u_+=u_-$,再根据反相输入端的电流、电压关系以及反馈电路,可推导出输出电压为

$$u_o = -\left(\dfrac{R_f}{R_1}u_{i1} + \dfrac{R_f}{R_2}u_{i2}\right)$$

负号代表输出电压和输入电压的相位相反,R_p 是同相输入端的平衡电阻,其阻值 $R_p = R_f // R_1 // R_2$,如果所有输入电阻都相等,$R_1= R_2= R_i$,则输出电压可以简化为

$$u_\text{o} = -\frac{R_\text{f}}{R_\text{i}}(u_{i1} + u_{i2})$$

在此基础上，只需将输入信号 u_{i1} 先经过一个反相器反相，再将反相后的信号接入上述加法器的其中一个反相输入端，就能把图 3-2-3 所示的加法器转变为减法器，电路参照图 3-2-4。

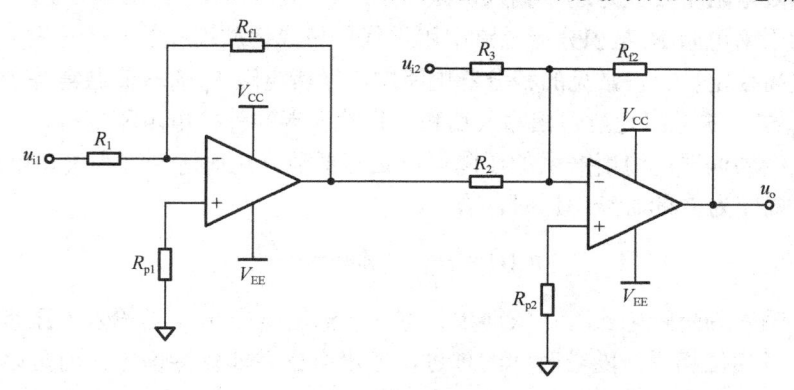

图 3-2-4 减法器

图中，$R_{p1} = R_{f1}/2$，$R_3 = R_2 = R_{f2}$，$R_1 = R_{f1}$，$R_{p2} = R_3 // R_2 // R_{f2}$，其输出电压为

$$u_\text{o} = -(u_{i2} - u_{i1})$$

4. 积分器

积分器用于对输入信号进行积分运算，其作用是将输入信号的累积效果传递到输出信号上。如图 3-2-5 所示，积分器通常由一个集成运放和一个电容以及电阻组成。集成运放的输出通过电容反馈到其反相输入端，形成一个回路。当输入信号施加到积分器时，由于电容的存在，输入信号被积分为输出信号，输出信号表示了输入信号累积的效果。

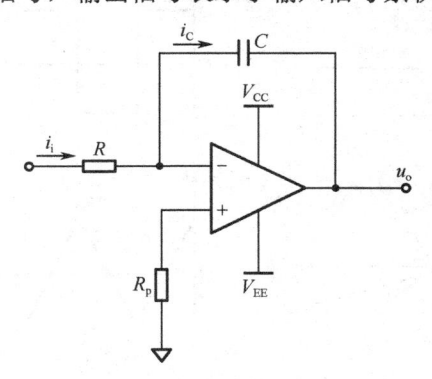

图 3-2-5 积分器

积分器的输出电压可表示为

$$u_\text{o}(t) = -\frac{1}{C}\int_0^t i_\text{C}\,\mathrm{d}t = -\frac{1}{RC}\int_0^t u_\text{i}(t)\,\mathrm{d}t$$

其中，RC 是积分器的反馈电阻和电容的乘积，称为积分常数，$\tau = RC$。它决定了积分器对输入信号进行积分的时间尺度和响应速度，τ 值越大，积分过程越慢，输出信号变化越平缓；τ 值越小，积分速度越快，输出信号变化相对更迅速。

积分器的输入电阻是指积分器电路在输入端呈现出的等效电阻,在由集成运放构成的积分器电路中,输入电阻通常就是连接输入信号与集成运放反相输入端的电阻R,即$R_i=R$。这是基于集成运放"虚断"的特性,流入集成运放输入端的电流近似为零,所以从输入端看进去,电路的等效电阻主要就是这个输入电阻R。

积分器的平衡电阻R_p是积分器电路中用于优化集成运放性能的一个重要元件,可以减少失调电压并提高稳定性。在常见的积分器电路中,平衡电阻R_p的取值通常等于积分器的输入电阻R,即$R_p=R$,这是因为当同相输入端和反相输入端的外接电阻相等时,流入或流出集成运放两个输入端的偏置电流所产生的压降可以相互抵消,从而达到减小失调电压的目的。

当$u_i(t)$是幅度为E的阶跃电压时,有

$$u_o(t)=-\frac{1}{RC}\int_0^t E\mathrm{d}t=-\frac{Et}{RC}$$

当积分器输入为阶跃电压时,依据相关方程,输出电压$u_o(t)$与输入电压呈现出明确的相位关系,即二者相位相反。随着时间的推进,输出电压并非保持恒定,而是以线性方式逐渐减小。这是因为在积分器的工作机制下,电容不断充电,导致输出电压持续变化。直至集成运放达到饱和状态,其输出电压的变化才会停止,这一过程在图3-2-6(a)中得到了直观呈现。从数学角度分析,根据上述方程,当时间$t=RC$时,通过计算可以得出输出电压$u_o(t)=-E$,这一结论进一步量化了积分器在阶跃电压输入下的输出特性。

当输入信号变为对称的方波信号时,积分器的输出也会发生相应变化。此时,输出电压$u_o(t)$会形成一个对称的三角波。在这一过程中,输出电压与输入电压的相位关系依然保持反相,这种现象在图3-2-6(b)中清晰可见。这是由于积分器对输入信号进行积分运算,方波信号在不同时间段的积分结果使输出呈现出三角波的形状。

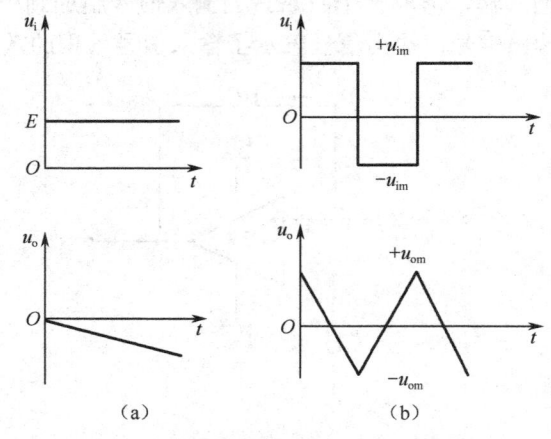

图3-2-6 积分器的输入与输出波形

在实际应用中,为了优化积分器的性能,需要考虑多个因素。为了有效控制电路在低频时的增益并降低失调电压对电路的影响,在图3-2-5的基础上,可以在电容C上并联一个电阻R_f。这样就构建出一个实用的积分器,如图3-2-7所示。图中,平衡电阻R_p的取值为$R_p=R_1//R_f$,例如,$R=10\mathrm{k}\Omega$,$R_p=10\mathrm{k}\Omega$,$R_f=100\mathrm{k}\Omega$,$C=0.1\mu\mathrm{F}$,这样的参数配置能够在一定程度上优化积分器的性能,使其更符合实际应用的需求,有效提升积分器在信号处理过程中的准确性和稳定性。

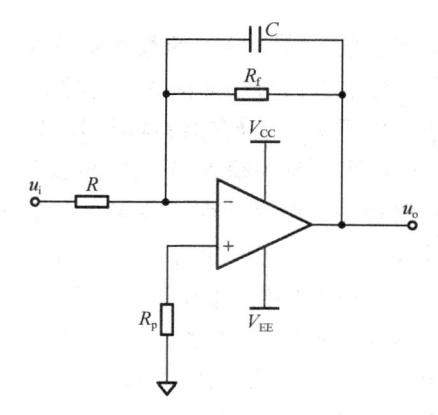

图 3-2-7 实用的积分器

5. 微分器

微分器用于对输入信号进行微分运算,其作用是将输入信号的变化率传递到输出信号上。微分器通常由一个集成运放和一个电容以及电阻组成,如图 3-2-8 所示。输入信号通过电容连接到集成运放的反相输入端,同时将输出信号通过电阻反馈到集成运放的反相输入端。当输入信号施加到微分器时,由于电容的存在,输入信号的变化率被微分为输出信号。

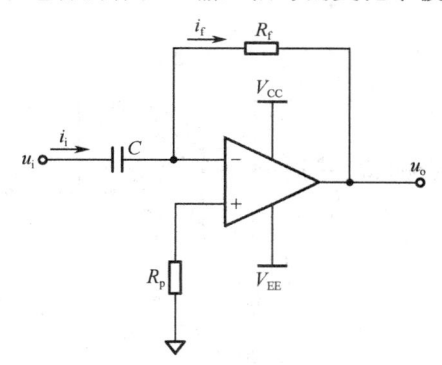

图 3-2-8 微分器

微分器的输出电压可表示为

$$u_o(t) = -i_f R_f = -R_f C \frac{du_i(t)}{dt}$$

同相输入端的平衡电阻为 $R_p = R_f$。时间常数 $\tau = R_f C$,微分器的时间常数是衡量微分器对输入信号变化响应速度和微分效果的重要参数,时间常数越小,微分器对输入信号的变化响应越快,能够更迅速地捕捉到输入信号的变化并在输出端反映出来;时间常数越大,响应越慢,可能会导致输出信号滞后于输入信号的变化。

图 3-2-8 所示电路存在如下一些问题。

(1)噪声放大:由于微分运算对高频信号的增益较大,电路中的噪声(如热噪声)、电磁干扰等也会被放大,导致输出信号中噪声成分增加,信号质量下降。

(2)稳定性问题:当输入信号变化过快或电路参数选择不当时,微分器可能会出现自激振荡,导致输出信号不稳定,无法正常工作。

（3）积分漂移：由于集成运放的失调电压、偏置电流等因素的影响，微分器在长时间工作时可能会出现积分漂移现象，即输出信号逐渐偏离正确值。

（4）高频失真：在高频段，由于集成运放的带宽限制、分布电容等因素的影响，微分器的输出信号可能会出现失真，无法准确反映输入信号的变化。

（5）输入信号限制：微分器对输入信号的变化速率有一定限制，如果输入信号的变化过于剧烈，可能会导致输出信号饱和，无法正常进行微分运算。

为了解决上述问题，在图 3-2-8 的基础上添加了一个小电阻 R，如图 3-2-9 所示。在低频区域，当电阻 R 的阻值远小于容抗 $1/\omega C$ 时，R 对电路的影响微乎其微。这意味着在电路主要工作的频率范围内，R 的作用基本可以忽略不计。但当输入信号处于高频状态时，情况就有所不同。随着信号频率的升高，电容 C 的容抗逐渐降低，一旦低于电阻 R，R 便会对输出信号的放大起到控制作用。利用这一特性，电路就能对噪声和干扰进行有效控制。值得注意的是，并非 R 的阻值越大越好。在实际应用中，一般选择 $R \leq 1\text{k}\Omega$ 较为合适。当输入信号的频率低于某一阈值（具体数值为 $f_0 = \dfrac{1}{2\pi RC}$）时，该电路呈现微分器特性；而当输入信号的频率很高，即 $f_0 \gg \dfrac{1}{2\pi RC}$ 时，该电路则可等效为反相比例放大器。在图 3-2-9 中，$R_f = R_p = 680\Omega$，$R = 100\Omega$，$C = 0.1\mu\text{F}$。

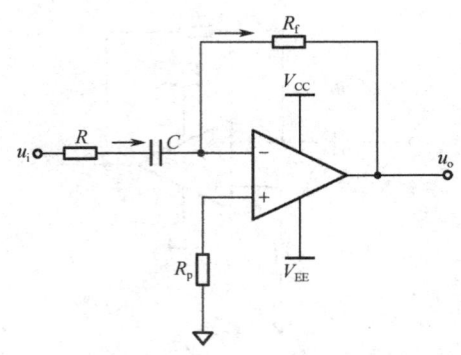

图 3-2-9 实用的微分器

3.2.4 实验设备及器材

实验设备及器材见表 3-2-1。

表 3-2-1 实验设备及器材

名　称	数　量
数字示波器	1 台
直流稳压电源	1 台
信号发生器	1 台
数字万用表	1 台
面包板	1 块
电阻 100Ω、680Ω、5.1kΩ、10kΩ、20kΩ、51kΩ、100kΩ	各 2 个

续表

名　　称	数　　量
电容 0.1μF	1 个
μA741	1 块
导线	若干

3.2.5 实验内容和步骤

1. 反相比例放大器

（1）根据图 3-2-1 连接电路，其中 R_1=10kΩ，R_f=51kΩ，R_p 选择一个 10kΩ 的电阻并联一个 51kΩ 的电阻。

（2）计算反相比例放大器的电压放大倍数 A_u。

（3）给反相比例放大器输入一个 1.5V 的直流信号，用数字万用表测量此时的输出电压 U_o，并计算实际的电压放大倍数 A'_u。

（4）给反相比例放大器输入一个 1kHz 的正弦信号（峰峰值为 200mV），然后将数字示波器的两个通道分别连接放大器的输入端和输出端，同时测量输入信号和输出信号，记录输入信号 u_i 和输出信号 u_o 的峰峰值以及相位差 φ，计算电压放大倍数 A''_u，并记入实验表 1 中。

实验表 1　反相比例放大器数据记录表

A_u	U_o	A'_u	u_i	u_o	A''_u	φ

2. 同相比例放大器

（1）根据图 3-2-2 连接电路，其中 R_1 = 10kΩ，R_f = 51kΩ。

（2）计算同相比例放大器的电压放大倍数 A_u。

（3）给同相比例放大器输入一个 1.5V 的直流信号，用数字万用表测量此时的输出电压 U_o，并计算实际的电压放大倍数 A'_u。

（4）给同相比例放大器输入一个 1kHz 的正弦信号（峰峰值为 200mV），然后将数字示波器的两个通道分别连接放大器的输入端和输出端，同时测量输入信号和输出信号，记录输入信号 u_i 和输出信号 u_o 的峰峰值以及相位差 φ，计算电压放大倍数 A''_u，并记入实验表 2 中。

实验表 2　同相比例放大器数据记录表

A_u	U_o	A'_u	u_i	u_o	A''_u	φ

3. 电压跟随器

（1）根据图 3-2-2 连接电路，其中 R_1 = 10kΩ，R_f = 51kΩ，然后去掉反相输入端的 R_1，组成电压跟随器。

（2）计算电压跟随器的电压放大倍数 A_u。

（3）给电压跟随器输入一个 1.5V 的直流信号，用数字万用表测量此时的输出电压 U_o，并计算实际的电压放大倍数 A_u'。

（4）给电压跟随器输入一个 1kHz 的正弦信号（峰峰值为 200mV），然后将数字示波器的两个通道分别连接电压跟随器的输入端和输出端，同时测量输入信号和输出信号，记录输入信号 u_i 和输出信号 u_o 的峰峰值以及相位差 φ，计算电压放大倍数 A_u''，并记入实验表 3 中。

实验表 3　电压跟随器数据记录表

A_u	U_o	A_u'	u_i	u_o	A_u''	φ

4. 加法器

（1）根据图 3-2-3 连接电路，其中 $R_1 = 10\text{k}\Omega$，$R_2 = 5.1\text{k}\Omega$，$R_f = 51\text{k}\Omega$，R_p 选择 10kΩ、51kΩ、5.1kΩ三个电阻并联。

（2）计算加法器的电压放大倍数 A_u。

（3）给加法器的两个输入端各输入一个 1.5V 的直流信号，用数字万用表测量此时的输出电压 U_o，并计算实际的电压放大倍数 A_u'。

（4）给加法器的两个输入端各输入一个 1kHz 的正弦信号（峰峰值为 200mV），然后将数字示波器的两个通道分别连接加法器的输入端 1 和输出端，同时测量输入信号 1 和输出信号，记录输入信号 u_{i1} 和输出信号 u_o 的峰峰值以及相位差 φ，计算电压放大倍数 A_u''，并记入实验表 4 中。

实验表 4　加法器数据记录表

A_u	U_o	A_u'	u_{i1}	u_o	A_u''	φ

5. 积分器

（1）根据图 3-2-7 连接电路，其中 $R = 10\text{k}\Omega$，$R_p = 10\text{k}\Omega$，$R_f = 100\text{k}\Omega$，$C = 0.1\mu\text{F}$。

（2）给积分器输入一个 500Hz 的正弦信号（峰峰值为 1V），然后将数字示波器的两个通道分别连接积分器的输入端和输出端，同时测量输入信号和输出信号，记录输入信号 u_i 和输出信号 u_o 的峰峰值以及相位差 φ，记入实验表 5 中，并画出输入信号和输出信号的波形。

（3）给积分器输入一个 500Hz 的方波信号（峰峰值为 1V），然后将数字示波器的两个通道分别连接积分器的输入端和输出端，同时测量输入信号和输出信号，画出输入信号和输出信号的波形。

实验表 5　积分器数据记录表

输入正弦信号		
u_i	u_o	φ

6. 微分器

（1）根据图 3-2-9 连接电路，其中 $R_f = R_p = 680\Omega$，$R = 100\Omega$，$C = 0.1\mu F$。

（2）给微分器输入一个 200Hz 的正弦信号（峰峰值为 4V），然后将数字示波器的两个通道分别连接微分器的输入端和输出端，同时测量输入信号和输出信号，记录输入信号 u_i 和输出信号 u_o 的峰峰值以及相位差 φ，记入实验表 6 中，并画出输入信号和输出信号的波形。

（3）给微分器输入一个 200Hz 的三角波信号（峰峰值为 4V），然后将数字示波器的两个通道分别连接微分器的输入端和输出端，同时测量输入信号和输出信号，并画出输入信号和输出信号的波形。

（4）给微分器输入一个 200Hz 的方波信号（峰峰值为 4V），然后将数字示波器的两个通道分别连接微分器的输入端和输出端，同时测量输入信号和输出信号，画出输入信号和输出信号的波形。

实验表 6　微分器数据记录表

输入正弦信号		
u_i	u_o	φ

3.2.6　实验报告要求与思考题

1. 实验报告要求

（1）如果电压放大倍数的理论值与实际值有误差，请分析原因。
（2）在坐标纸上画出微分器和积分器的输入/输出波形。

2. 思考题

（1）集成运放的"虚短"和"虚断"概念是什么？它们在电路分析中有什么作用？
（2）解释集成运放饱和现象及其对电路性能的影响，如何避免或处理饱和问题？

第 4 章 数字电路实验

4.1 实验 1——TTL 集成逻辑门的逻辑功能与参数测试

4.1.1 实验目的

（1）了解 TTL 集成逻辑门的原理和基本特性。
（2）掌握 TTL 集成逻辑门的逻辑功能测试方法。
（3）提高实验操作和数据分析的能力。

4.1.2 预习要求

（1）阅读与 TTL 集成逻辑门相关的内容，学习逻辑门的工作原理和基本特性，包括逻辑门的组成、输入/输出特性及工作电压范围等。
（2）学习 TTL 集成逻辑门的真值表，了解各个逻辑门的功能和对应的真值表。
（3）熟悉本实验中 TTL 芯片的引脚定义和功能，了解各个引脚的作用和连接方法。

4.1.3 实验原理

1. 逻辑门简介

逻辑门是一种基本的数字逻辑电路单元，用于实现逻辑功能和进行逻辑运算。它根据输入信号的逻辑状态，产生相应的输出信号。常见的逻辑门包括与门、或门、非门、与非门、异或门等。

（1）与门：当且仅当所有输入信号都为高电平（逻辑 1）时，输出为高电平，否则输出为低电平（逻辑 0）。
（2）或门：当任何一个输入信号为高电平（逻辑 1）时，输出为高电平，只有当所有输入信号都为低电平（逻辑 0）时，输出为低电平。
（3）非门：输出与输入信号相反，当输入信号为高电平（逻辑 1）时，输出为低电平，当输入信号为低电平（逻辑 0）时，输出为高电平。
（4）与非门：与门输出信号取反，输入有两个或更多个，输出信号只有一个。当所有的输入信号都为高电平（逻辑 1）时，输出为低电平（逻辑 0）；其他情况输出为高电平（逻辑 1）。
（5）异或门：当输入信号中的高电平（逻辑 1）的个数为奇数时，输出为高电平，否则输出为低电平。

2. 集成逻辑门

逻辑门可以通过各种电子元件（如电阻、电容、二极管、三极管等）的组合电路实现，称为分立元件门。但同时也可以使用集成电路构成集成逻辑门，如 TTL（Transistor-Transistor Logic）集成电路、CMOS（Complementary Metal-Oxide-Semiconductor）集成电路等。

TTL 集成电路和 CMOS 集成电路是两种常见的数字集成电路技术。

1）TTL 集成电路

TTL 集成电路是一种基于三极管的数字集成电路。TTL 集成电路使用三极管作为主要的开关元件，具有较高的速度、较强的带载能力和抗干扰能力。TTL 集成电路的电平标准：输出高电平>2.4V，输出低电平<0.4V；输入高电平>2.0V，输入低电平<0.8V。

2）CMOS 集成电路

CMOS 集成电路是一种基于金属-氧化物-半导体（MOS）技术的数字集成电路。CMOS 集成电路的主要特点是低功耗、集成度高、抗噪声能力强。CMOS 集成电路的输入和输出电平通常为 0V 和 V_{DD}（供电电压），其中 0V 表示逻辑 0，V_{DD} 表示逻辑 1。CMOS 集成电路消耗的功率取决于信号转换时的瞬态功耗，即信号从逻辑 0 到逻辑 1 或从逻辑 1 到逻辑 0 时的功耗。

3. 集成逻辑门的封装与引脚

在本实验中使用的集成逻辑门都采用双列直插式封装，其外形如图 4-1-1 所示。

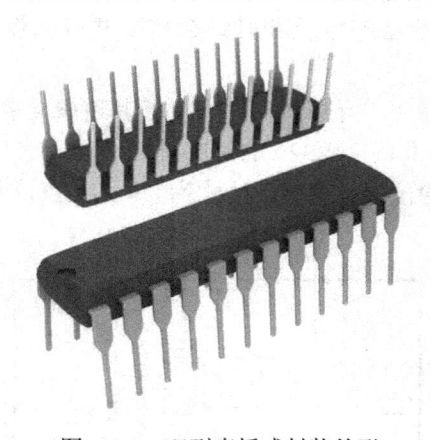

图 4-1-1 双列直插式封装外形

在使用芯片之前，需要先了解芯片的引脚排列规律，确认电源和地引脚的位置，并确定各个功能引脚的位置，以便正确地连接线路。对于双列直插式芯片，识别方法是将芯片的半圆缺口或圆点标记放在左侧，这样可以看到芯片正面上印有的芯片型号、商标等文字信息。如图 4-1-2 所示，半圆缺口或者圆点位置的左下方第一个引脚标记为 1，然后按逆时针方向，从引脚 1 开始，依次为引脚 2、引脚 3……

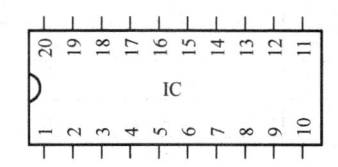

图 4-1-2 双列直插式芯片引脚排列

4. 逻辑门的逻辑功能测试方法

对于基本的逻辑门（如与门、或门、非门等），可以使用以下方法进行逻辑功能测试。

1）真值表测试法

真值表测试法是最直接和常用的方法。根据每个逻辑门的真值表，给定不同的输入组合并观察输出结果，与预期的真值表进行比较。如果输出结果与真值表一致，那么逻辑门的逻辑功能被验证为正确的。

2）边界测试法

边界测试法专注于测试逻辑门在边界条件下的行为。例如，对于与门和或门，测试输入为最大值和最小值的情况，以验证输出是否符合预期。这种方法可以揭示逻辑门在边界情况下的特殊行为。

3）故障注入测试法

故障注入测试法是通过有意地引入故障来测试逻辑门的方法。通过改变输入信号或直接干扰电路引入故障，观察逻辑门的输出变化。这种方法可以评估逻辑门对故障的容错性和鲁棒性。

以上这些方法可以综合使用，以确保对基本逻辑门的逻辑功能进行全面测试。同时，在测试过程中，应注意使用合适的电压和时钟频率，并遵循设计规格和标准，以获得可靠的测试结果。

下面以与非门和异或门为例，介绍用真值表判断其逻辑功能的详细测试方法。

如图 4-1-3 是双四输入与非门 74LS20 的引脚排列，其内部共有两个独立的与非门，每个与非门有 4 个输入端和 1 个输出端。逻辑表达式为 $Y = \overline{ABCD}$，表 4-1-1 是 74LS20 的真值表。

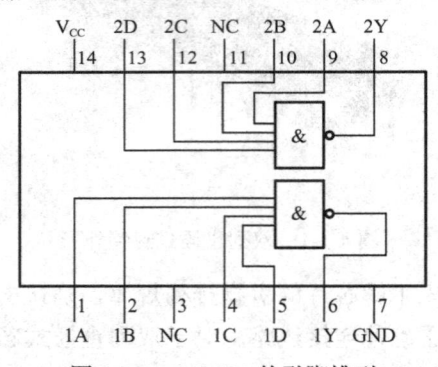

图 4-1-3　74LS20 的引脚排列

表 4-1-1　74LS20 的真值表

A	B	C	D	Y
1	1	1	1	0
0	X	X	X	1
X	0	X	X	1
X	X	0	X	1
X	X	X	0	1

注：X 取值任意，为 0 或 1，下同。

在用真值表测试前，需要对 74LS20 进行正确连线，引脚 14 接+5V 电源，引脚 7 接地。首先对第一个与非门进行测试，将输入端 1A、1B、1C、1D 分别接到逻辑电平开关的电平输入插口，以提供"0"与"1"电平信号，输出端1Y接至显示逻辑电平的发光二极管的电平输入插口，依次对1A、1B、1C、1D根据表4-1-1中的数值进行输入，判断输出1Y是否与表中数据相符，如果相符，则第一个与非门正常。采用同样方法对第二个与非门进行测试即可。

如图4-1-4是异或门74LS86的引脚排列，其内部共有4个独立的异或门，每个异或门有2个输入端和1个输出端。逻辑表达式为$Y = A \oplus B = \overline{A}B + A\overline{B}$，表4-1-2是74LS86的真值表。

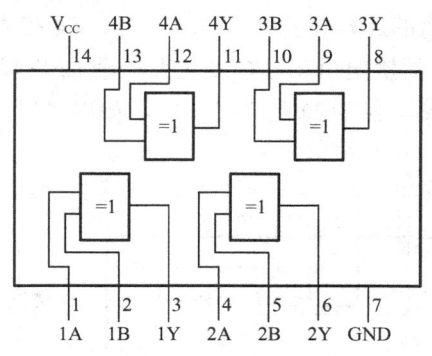

图4-1-4　74LS86的引脚排列

表4-1-2　74LS86的真值表

输	入	输 出
A	B	C
0	0	0
0	1	1
1	0	1
1	1	0

在用真值表测试前，同样需要对74LS86进行正确连线，引脚14接+5V电源，引脚7接地。首先对第一个异或门进行测试，将输入端1A、1B分别接到逻辑电平开关的电平输入插口，以提供"0"与"1"电平信号，输出端1Y接至显示逻辑电平的发光二极管的电平输入插口，依次对1A、1B根据表4-1-2中的数值进行输入，判断输出1Y是否与表中相符，如果相符，则第一个异或门正常。采用同样方法对第2~4个异或门进行测试即可。

注意：在数字电路中，需要明确区分高电平和低电平这两个状态，通常，高电平和低电平都允许有一定的变化范围，TTL芯片的供电电源为+5V，当输入信号电压>2V时，定为高电平"1"，而当输入信号电压在0~0.8V时，定为低电平"0"。

4.1.4　实验设备及器材

实验设备及器材见表4-1-3。

表4-1-3　实验设备及器材

名　称	数　量
数字系统综合实验箱	1台
芯片74LS20、74LS86	各1块

4.1.5 实验内容和步骤

1. 验证 74LS20 的逻辑功能

（1）根据图 4-1-5 连接电路，74LS20 的 4 个输入口 1A、1B、1C、1D 的"1""0"电平信号由数字系统综合实验箱里的逻辑开关 K1、K2、K3、K4 提供，逻辑开关朝上时，输出为"1"，相反则为"0"。74LS20 的输出引脚 6 接到任意一个 LED 显示器（即 0-1 指示器），显示器由发光二极管（LED）组成。当 LED 点亮时，表示输出"1"；反之输出为"0"。

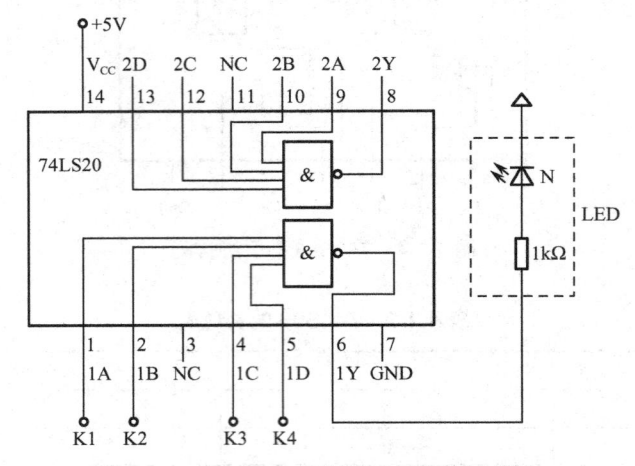

图 4-1-5 74LS20 的逻辑功能测试接线图

（2）控制逻辑开关的方向，使其依次输出实验表 1 中的数据给 4 个输入口，并观察输入对应的输出 Y 连接的 LED 的亮暗，将结果记录在实验表 1 中。

实验表 1 74LS20 的逻辑功能测试结果

输 入				输 出
K1	K2	K3	K4	Y_1
1	1	1	1	
0	1	1	1	
1	0	1	1	
1	1	0	1	
1	1	1	0	

2. 验证 74LS86 的逻辑功能

（1）根据图 4-1-6 接线，74LS86 的 4 个输入引脚 1、2、4、5 的"1""0"电平信号由逻辑开关 K3、K2、K1、K0 提供，逻辑开关朝上时，输出为"1"，相反则为"0"。74LS86 的输出引脚 3、6、8 接到任意 3 个 LED 显示器（即 0-1 指示器），显示器由发光二极管（LED）组成。当 LED 点亮时，表示输出"1"；反之输出为"0"。

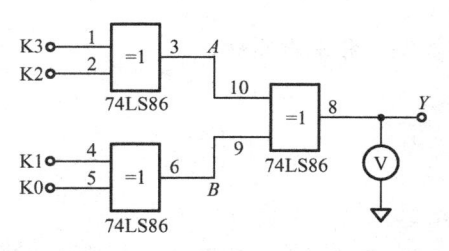

图 4-1-6 74LS86 的逻辑功能测试接线图

（2）控制逻辑开关的方向，使其依次输出实验表 2 中的数据给 4 个输入引脚，并观察相应输入对应的输出 A、B、Y 连接的 LED 的亮暗，把结果记录在实验表 2 中。

实验表 2 74LS86 的逻辑功能测试结果

输 入				输 出		
K3	K2	K1	K0	A	B	Y
0	0	0	0			
1	0	0	0			
1	1	0	0			
1	1	1	0			
1	1	1	1			
0	1	0	1			

4.1.6 实验报告要求与思考题

1. 实验报告要求

（1）对实验结果进行记录、整理和分析。
（2）分析实验中出现的问题。

2. 思考题

（1）TTL 集成逻辑门有哪些特点？在功能测试时有哪些注意事项？
（2）如何用数字示波器来测量波形的高低电平？

4.2 实验 2——组合逻辑电路的设计与测试

4.2.1 实验目的

（1）熟悉半加器、全加器的逻辑功能。
（2）掌握用基本逻辑门设计一个半加器的方法。
（3）掌握用基本逻辑门设计一个全加器的方法。

4.2.2 预习要求

（1）掌握常见的逻辑门（如与门、或门、非门、异或门等）的真值表和逻辑功能。

（2）理解组合逻辑电路的概念和基本原理。

4.2.3 实验原理

1. 半加器

半加器是一种基本的数字电路，用于执行两个输入位的二进制加法操作。它具有两个输入和两个输出。输入通常被标记为 A_i 和 B_i，而输出通常被标记为和 S_i 和进位 C_i。

表 4-2-1 是半加器的真值表，输入 A_i 和 B_i 代表待加的两个二进制位。输出 S_i 表示 A_i 与 B_i 的和，它是一个低位的结果。输出 C_i 表示 A_i 和 B_i 的进位，它是一个高位的结果。

表 4-2-1 半加器的真值表

输	入	输	出
A_i	B_i	和 S_i	进位 C_i
0	0	0	0
0	1	1	0
1	0	1	0
1	1	0	1

半加器可以用与非门来实现，如图 4-2-1 所示，其表达式为

$$S_i = \overline{A_i}B_i + A_i\overline{B_i} = A_i \oplus B_i = \overline{\overline{A_iB_i}A_i} + \overline{\overline{A_iB_i}B_i} = \overline{\overline{\overline{A_iB_i} \cdot A_i} \cdot \overline{\overline{A_iB_i} \cdot B_i}}$$

$$C_i = A_iB_i = \overline{\overline{A_iB_i}}$$

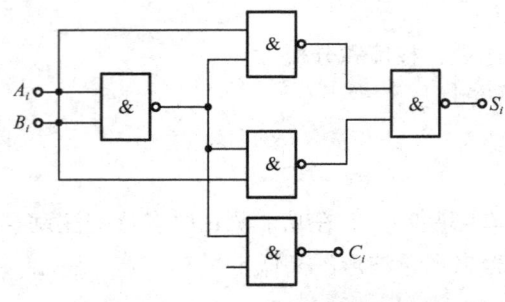

图 4-2-1 与非门组成的半加器逻辑图

此外，半加器也可以通过与门和异或门来实现，如图 4-2-2 所示，其表达式为

$$S_i = \overline{A_i}B_i + A_i\overline{B_i} = A_i \oplus B_i$$

$$C_i = A_i \cdot B_i$$

图 4-2-2 与门和异或门组成的半加器逻辑图

2. 全加器

全加器是一种组合逻辑电路，用于执行三个输入位的二进制加法操作。它可以将两个输入位 A_i 和 B_i 以及上一位的进位 C_{i-1} 作为输入，并输出和 S_i 和进位 C_i。

表 4-2-2 是全加器的真值表，输入 A_i、B_i 和 C_{i-1} 分别代表待加的三个二进制位。输出 S_i 表示 A_i、B_i 和 C_{i-1} 的和，它是一个低位的结果。输出 C_i 表示 A_i、B_i 和 C_{i-1} 的进位，它是一个高位的结果。

表 4-2-2 全加器的真值表

输入			输出	
A_i	B_i	C_{i-1}	和 S_i	进位 C_i
0	0	0	0	0
0	0	1	1	0
0	1	0	1	0
0	1	1	0	1
1	0	0	1	0
1	0	1	0	1
1	1	0	0	1
1	1	1	1	1

全加器可以通过多个逻辑门（如异或门、与门和或门）的组合来实现。如图 4-2-3 所示，其表达式为

$$S_i = A_i \oplus B_i \oplus C_{i-1}$$
$$C_i = (A_i \oplus B_i)C_{i-1} + A_i \cdot B_i$$

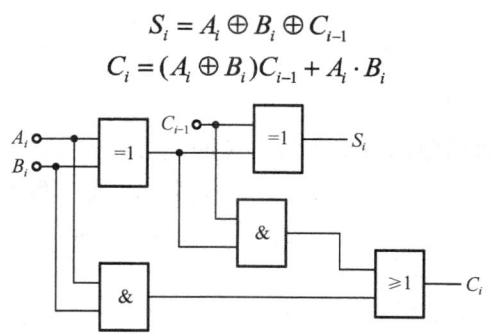

图 4-2-3 全加器的逻辑电路图

4.2.4 实验设备及器材

实验设备及器材见表 4-2-3。

表 4-2-3 实验设备及器材

名称	数量
数字系统综合实验箱	1 台
芯片 74LS86、74LS08、74LS32	各 1 块
芯片 74LS00	2 块

4.2.5 实验内容和步骤

（1）用与非门 74LS00 设计一个半加器，画出电路连线图，根据真值表验证其逻辑功能。

（2）用异或门、与门（74LS86、74LS08）设计一个半加器，画出电路连线图，根据真值表验证其逻辑功能。

（3）设计一个一位全加器，要求用异或门、与门及或门组成（74LS86、74LS08、74LS32），画出电路连线图，根据真值表验证其逻辑功能。

4.2.6 实验报告要求与思考题

1. 实验报告要求

（1）分析和理解基本原理，画出总电路原理框图，并叙述设计思路。

（2）根据功能要求，进行参数计算和选择元器件。

（3）在设计过程中，记录调试过程并分析遇到的故障。对于电路或元器件的故障，逐步排查可能的原因，如电路连线、元器件烧坏等，并进行必要的修复或更换。

（4）测试结果应当记录并进行简要的说明，包括输出是否符合预期、性能是否满足要求等。对于不符合要求的情况，可以分析原因并进行相应的调整和改进。

（5）在设计过程中，应总结体会并记录创新点和建议，以便在以后的设计中提高效率和质量。

（6）提供一个完整的元器件清单，包括所使用的逻辑门芯片的具体型号和数量，以及其他必要的元器件。

2. 思考题

（1）如果在实验中逻辑电路的输出不符合预期，可能的原因有哪些？如何逐一排查？

（2）如何使用组合逻辑电路实现一个简单的数字比较器？解释其设计步骤和应用场景。

第5章 综合应用实验

5.1 实验1——电刺激器设计

5.1.1 实验目的

（1）掌握用集成运放设计正弦波发生器的基本方法。
（2）掌握用集成运放设计方波发生器的基本方法。
（3）掌握用集成运放设计三角波发生器的基本方法。
（4）掌握波形发生器的电路调试和测量方法。

5.1.2 预习要求

（1）回顾集成运放的基本原理、特性和常见应用。
（2）预习时，尽量理解相关实验电路的原理和操作步骤，提前手绘电路图并标出电路图中的元器件参数值。

5.1.3 实验原理

电刺激器是医疗和康复领域常用的一种医疗仪器，通过输出电流或电压信号来刺激人体的组织或神经，从而产生生理效应或治疗效果，以修复受损的肌肉或神经功能。电刺激器可以用于疼痛管理、肌肉康复、神经刺激、肌肉活化等方面。

根据刺激方式和应用范围的不同，常见的电刺激器包括以下类型。

- 经皮神经电刺激器（TENS）：通过电流刺激神经末梢来缓解疼痛，常用于疼痛管理。
- 电疗肌肉刺激器（EMS）：通过电流刺激肌肉，帮助肌肉康复和增强。
- 神经电刺激器：用于刺激中枢或周围神经系统，如深脑刺激器（DBS）用于帕金森病的治疗。

电刺激器刺激信号的参数，如电流、频率等，对刺激效果和治疗效果有重要影响。另外，电刺激信号波形的选择取决于刺激目的、应用领域和治疗需求，以下是常用的几种电刺激信号波形。

- 正弦波：正弦波是典型的周期性波形，呈现为连续性的正弦曲线。它常用于刺激神经组织、促进血液循环和舒缓疼痛等应用中。
- 方波：方波是具有固定幅度和持续时间的方形信号。它常用于肌肉活化、肌肉康复和神经兴奋等应用中。
- 三角波：它的波形类似于一个连续的上升斜线和下降斜线相交形成的三角形。它常用于神经兴奋和肌肉活化等应用中。

因此，本实验将针对电刺激器经常用的正弦波、方波和三角波这三种波形来设计其相应的信号发生器。

1. 正弦波信号发生器

本书 2.4~2.6 节中介绍了 RC、LC、RLC 等谐振电路，谐振电路是零输入但能自发产生正弦信号的电路，为了使产生的正弦信号更稳定、幅值可调控，可以将谐振电路与放大电路组合，例如文氏桥振荡器就是由 RC 串并联选频电路与同相比例运算放大器组成的正弦波信号发生器，如图 5-1-1 所示。

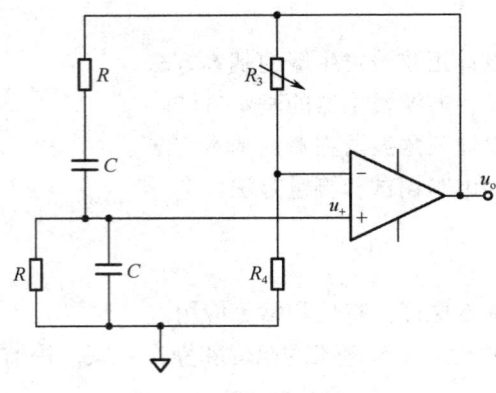

图 5-1-1 文氏桥振荡器

图 5-1-1 中，如果同相比例运算放大器的增益为 A，反馈系数为 F，回路的总相移为 φ，则文氏桥振荡器需要满足的条件是：$AF \geq 1$，同时需满足 $\varphi = 2n\pi$（$n=0, 1, 2, \cdots$），即为正反馈。

图 5-1-1 的电路放大倍数为

$$A = \frac{u_o}{u_+} = 1 + \frac{R_3}{R_4}$$

文氏桥振荡器的振荡频率为

$$f_0 = \frac{1}{2\pi RC}$$

由于 $f=f_0$ 时，$F=1/3$，所以文氏桥振荡器的振幅起振条件为 $R_3>2R_4$，振幅平衡条件为 $R_3=2R_4$，因此为了实现振荡，反馈电阻 R_3 的阻值要随着振荡的进行逐渐降低。

通过上面的分析，我们知道要实现稳幅，反馈电阻 R_3 的阻值要随着振荡的进行由大于 $2R_4$ 逐渐降低为 $2R_4$。因此设计的振荡器可能会包括一个自动增益控制回路，用来防止输出波形过度放大而变成非线性失真。例如，可以通过一个光电耦合器（如光敏电阻或二极管）或其他形式的非线性阻抗来实现（如图 5-1-1 中的 R_3，应选用负温度系数的热敏电阻），以稳定振荡器的输出幅度。

2. 方波信号发生器

同样可以用集成运放为核心组成方波信号发生器，如图 5-1-2 所示，此电路包括一个电压比较器和一个 RC 电路，RC 电路既是延迟环节又是集成运放的反馈回路。

方波信号发生器的输出只有高电平和低电平两种状态，所以电压比较器是该电路的核心，其中，集成运放和 R_1、R_2 共同组成同相滞回比较器，正反馈网络 R_1、R_2 从输出电压中取得阈值电压 U_T。另外，R_3、C 构成积分电路，用于生成比较电压 $U_C(t)$。此外，双向稳压管 VD_Z

和限流电阻 R_4 一起形成双向限幅器,以控制输出幅度为$\pm U_Z$。

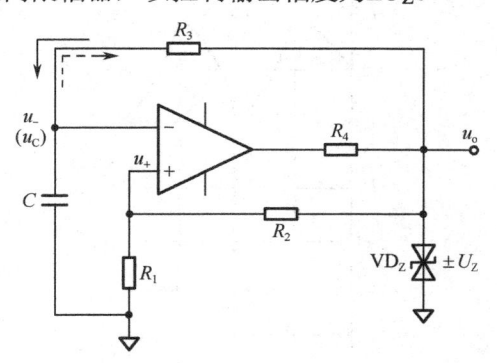

图 5-1-2 方波信号发生器

在图 5-1-2 中,输出电压为

$$u_o = \pm U_Z$$

集成运放同相输入端的电压为 $u_+ = \dfrac{R_1}{R_1+R_2}u_o$,即

$$u_+ = \pm\dfrac{R_1}{R_1+R_2}U_Z$$

令 $U_T = \dfrac{R_1}{R_1+R_2}U_Z$,则

$$u_+ = \pm U_T$$

设初始时刻 $u_C=0$,$u_o=+U_Z$,则 $u_-=0$,$u_+=+U_T$,图 5-1-3 展示了方波信号发生器充放电过程中的波形。

(1)u_o 通过电阻 R_3 对 C 充电,如图 5-1-2 实线所示。反相输入端 u_- 将会增大,当 u_- 超过 u_+(即 $+U_T$)时,u_o 从 $+U_Z$ 变为 $-U_Z$,u_+ 变为 $-U_T$。

(2)C 通过电阻 R_3 放电,如图 5-1-2 虚线所示。反相输入端 u_- 将会变小,当 u_- 低于 u_+(即 $-U_T$)时,u_o 从 $-U_Z$ 变为 $+U_Z$,u_+ 变为 $+U_T$。

如此周而复始,输出得到方波。其中,阈值电压为

$$\pm U_T = \pm\dfrac{R_1}{R_1+R_2}U_Z$$

振荡周期为

$$T = 2R_3C\ln\left(1+\dfrac{2R_1}{R_2}\right)$$

占空比为

$$\delta = \dfrac{T_K}{T}$$

通过上面可以看出,如果想调整输出方波的幅值,可以通过调节电压比较器的电阻 R_1、R_2 的阻值实现。而如果想改变方波的频率,则可以通过改变 R_1、R_2、R_3 和电容 C 的值实现。

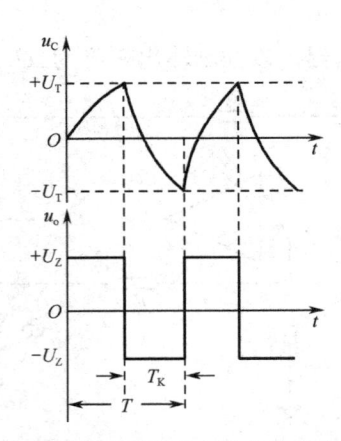

图 5-1-3　方波信号发生器充放电过程中的波形图

3. 三角波信号发生器

如图 5-1-4 所示，三角波信号发生器由比较器和积分器组成，运算放大器 A_1 和 R_1、R_2 共同组成同相滞回比较器，运算放大器 A_2 和 R_3、C 共同组成反相有源积分器。三角波发生器的输出信号为

$$u_o = -\frac{1}{R_3 C}\int u_{o1} \mathrm{d}t$$

周期为

$$T = 4R_3 C \frac{R_1}{R_2}$$

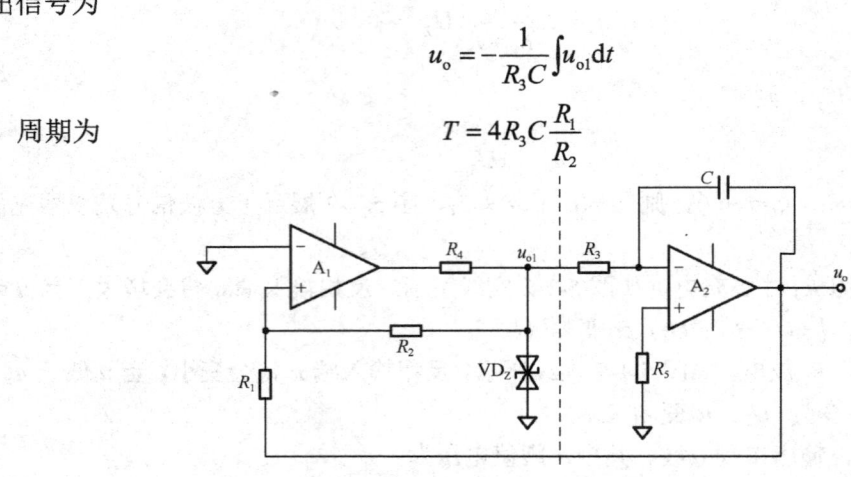

图 5-1-4　三角波信号发生器

此电路前一级输出的电压 u_{o1} 为方波信号，所以这个电路也被称为方波-三角波信号发生电路。u_{o1} 和 u_o 的波形如图 5-1-5 所示。

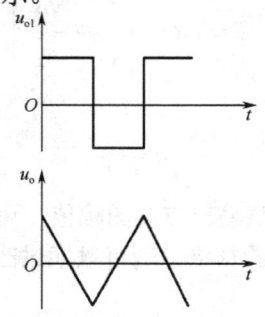

图 5-1-5　三角波信号发生器波形图

5.1.4 实验设备及器材

实验设备及器材见表 5-1-1。

表 5-1-1 实验设备及器材

名　　称	数　　量
数字示波器	1 台
直流稳压电源	1 台
数字万用表	1 台
面包板	1 块
稳压二极管 6V2	2 个
电阻、电容	见电路图 5-1-6 和图 5-1-7
μA741	2 块
导线	若干

5.1.5 实验内容和步骤

1. 文氏桥振荡器的搭建与测试

（1）本实验通过搭建文氏桥振荡器产生正弦波信号，首先根据图 5-1-6 搭建电路。其中，$R_1=10\text{k}\Omega$，$R_2=10\text{k}\Omega$，$R_3=5.1\text{k}\Omega$，$R_4=6.2\text{k}\Omega$，$R_p=10\text{k}\Omega$，$C_1=C_2=0.01\mu\text{F}$。计算出理论振荡频率 f_0 并记入实验表 1 中。R_1、R_2、C_1、C_2 的串并联网络起到选频作用，R_3、R_4 是负反馈的支路，二极管反馈回路起到限幅、稳幅作用，反馈回路上的 R_p 通过调节阻值实现不同深度的负反馈，改变反馈回路的阻抗，从而影响振荡器的频率和振幅。而电阻 R_4 可以减少二极管的非线性影响。

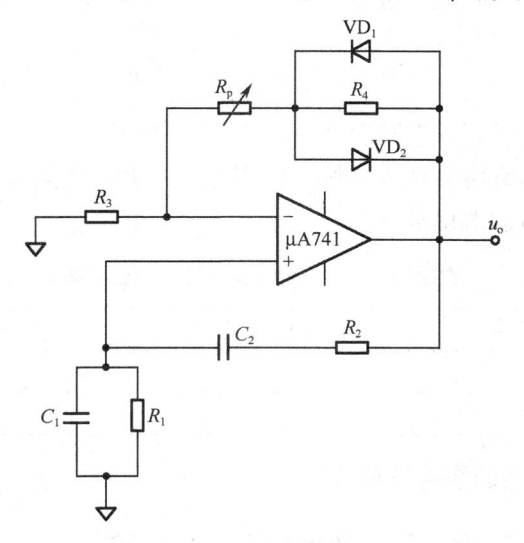

图 5-1-6 文氏桥振荡器电路图

（2）μA741 接±12V 直流电压供电，使用数字示波器检测振荡器的启动情况。若未观察到振荡信号，需适时调整 R_p 的值以满足振荡条件。一旦观察到输出波形，进一步调整 R_p 以确保振荡波形达到最小失真状态。

（3）用数字示波器测量输出电压的幅值 U_o 和频率 f_0，求出放大倍数的测量值并记入实验表 1 中。

（4）切断电源，用数字万用表对反馈回路的阻值进行测量，同时计算放大倍数 A 的理论值，并记入实验表 1 中。

实验表 1　文氏桥振荡器的测试结果

参　　数	测　量　值	理　论　值
U_o		
f_0		
A		

2. 方波信号发生器的搭建与测试

（1）根据图 5-1-7 连接电路，运算放大器 μA741 的供电电压为±12V，R_1=5.1kΩ，R_2=10kΩ，R_3=6.8kΩ，R_4=1kΩ，C=0.1μF，VD_Z 为±6V 稳压管，由两个稳压二极管 6V2 构成。

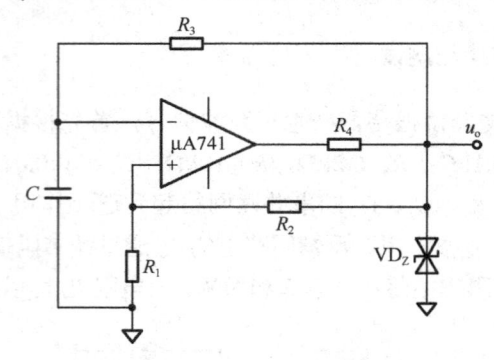

图 5-1-7　方波信号发生器

（2）计算振荡频率 f_0 并记入实验表 2 中。

（3）用数字示波器测量输出电压的幅值 U_o 和频率，并记入实验表 2 中，同时观察反相输入端电压 u_- 的波形，并将波形记录下来。

实验表 2　方波信号发生器的测试结果

参　　数	测　量　值	理　论　值
U_o		
f_0		

3. 三角波信号发生器的搭建与测试

（1）根据图 5-1-4 连接电路，其中两个运算放大器的供电电压都为±12V，型号为 μA741，VD_Z 为±6V 稳压管，由两个稳压二极管 6V2 构成，R_1=10kΩ，R_2=20kΩ，R_3=2.7kΩ，R_4=2kΩ，C=0.22μF，R_5=10kΩ。

（2）用数字示波器观察并画出输出电压 u_{o1} 和 u_o 的波形，分别测量它们的幅值 U_{o1}、U_o 及振荡频率 f_0，结果记入实验表 3 中。

实验表 3　三角波信号发生器的测试结果

U_{o1}/V	U_o/V	f_0/kHz

5.1.6　实验报告要求与思考题

1. 实验报告要求

（1）画出标有元器件参数值的实验电路，整理实验数据。
（2）将实验结果与理论值比较，并分析误差原因。
（3）在坐标纸上画出信号发生器的输出波形，根据波形分析实验现象。

2. 思考题

（1）波形发生器需不需要接输入信号？
（2）若要设计锯齿波信号发生器，应在三角波信号发生器的基础上怎么改变？

5.2　实验 2——生物电放大器设计

5.2.1　实验目的

（1）了解生物医学信号的特点及其放大器的设计需求。
（2）掌握用集成运放搭建高输入阻抗、高共模抑制比的生物电放大器的方法。
（3）学习共模抑制比的测量方法。

5.2.2　预习要求

（1）了解生物医学信号的类型和特点，例如心电图（ECG）信号或肌电图（EMG）信号等。
（2）理解放大器的基本原理和分类等。
（3）熟悉放大器的基本组成部分。
（4）学习放大器的增益计算方法和频率响应特性。

5.2.3　实验原理

1. 生物医学信号特点

生物医学信号是指与人体生理过程相关的电信号或生物信号，这些信号具有以下特点。
（1）低幅度：生物医学信号通常具有相对较低的幅度，例如心电图信号的幅度通常在几毫伏到数十微伏之间，肌电图信号的幅度在几微伏到数百微伏之间。因此，需要放大器来增强信号的幅度以便进行有效采集和分析。

（2）低频率：与一般的电子信号相比，生物医学信号通常具有较低的频率范围。例如，心电图信号的频率范围通常在 0.5~100Hz 之间，脑电图信号的频率范围在 0.5~100Hz 之间。因此，需要合适的滤波器来滤除高频噪声。

（3）多路性：生物医学信号可以同时包含多个信号源。例如，心电图信号可以通过多个导联同时采集，以获取心脏在不同位置的电活动信息。

（4）复杂性：生物医学信号通常是时间和空间上变化的复杂信号。例如，心电图信号中包含心脏的各个阶段和心脏节律的变化信息，脑电图信号中包含不同脑波频率和脑电活动的时域及频域特征。

（5）噪声和干扰：在生物医学信号采集过程中，存在各种噪声和干扰源，如电源噪声、肌肉运动干扰、呼吸运动干扰等。因此，信号采集和处理过程中需要采取适当的滤波和抗噪声措施。

（6）安全性要求：生物医学信号的采集和处理过程必须满足一定的安全要求，以确保对人体的安全和隐私进行保护。例如，需要使用经过认证的电极和传感器，以避免对皮肤或其他组织的刺激和损伤。

2. 生物电放大器的设计需求

针对生物医学信号的特点，生物电放大器的设计需要满足下列几个要求。

（1）高增益：生物电信号通常具有低幅度特性，因此放大器需要提供足够的增益以增强信号幅度，以便后续处理和分析。放大器的增益应根据具体信号类型和应用需求进行调整，例如心电图信号通常需要较高的增益。

（2）低频率范围：生物电信号的频率范围通常较低，例如，脑电图信号的频率范围在 0.5~100Hz 之间，因此，生物电放大器需要保证足够低的频率信号被放大，以确保准确采集和保持信号的形状。

（3）低噪声：由于生物电信号的幅度较低，放大器应提供较低的噪声水平，以确保信号的质量和准确性。放大器的前端电路应设计成低噪声电路，选择高质量的电阻和电容以及低噪声的场效应管，并采用抗噪声措施，如屏蔽和滤波等，以减少外界干扰对信号采集的影响。

（4）高输入电阻：生物电信号的信号源阻抗通常较高，因此放大器应具备足够高的输入电阻，以最大限度地减少对信号源的负载效应，并保持信号的完整性。但高输入阻抗容易引入外界干扰，为了防止 50Hz 市电干扰，常常加入 50Hz 陷波器。

（5）直流漂移抑制：放大器应具备有效的直流漂移抑制功能，以消除由于放大器的非理想特性导致的直流漂移，确保输出信号准确地代表输入信号。

（6）抗干扰能力：放大器应具备较强的抗干扰能力，以应对来自电源噪声、电磁干扰和周围环境的干扰。特别是在临床环境中，信号的可靠性和稳定性至关重要。

生物电放大器的输入端是由电极和人体皮肤相连的，通常电极对人体皮肤往往有大于信号幅度的共模信号。另外，电极和人体之间有随皮肤情况而变化的接触电阻，因此生物电放大器应具有高的输入阻抗、高的共模抑制比、高增益、低噪声、低频率范围、抑制直流漂移、抗干扰能力强的功能。这些功能能够有效提高生物电信号的质量、可靠性和准确性，以满足生物医学研究和临床应用的需求。

3. 常用生物电放大器

在生物电信号的放大处理中，仪表放大器往往是首选。它与普通放大器存在显著差异，其内部构建了独特的反馈电阻网络，借此实现对信号输入端的有效隔离，极大地提升了电路的稳定性和抗干扰能力。

仪表放大器具备两个差分输入端，专门用于接收输入信号。关于增益设置，它提供了灵活的选择，既可以采用内部预置的方式，也可由用户根据实际需求，通过引脚连接内部或外部的增益电阻来完成设定。值得一提的是，这些用于增益调节的电阻与信号输入端呈隔离状态，这就避免了在调节过程中对输入信号造成干扰。只需调整这些电阻的阻值，就能轻松实现对放大器增益的精确调控，从而满足不同生物电信号放大的多样化需求。仪表放大器价格较高，可以通过自己设计同相并联型差分放大器的方式来实现类似功能，如图 5-2-1 所示。

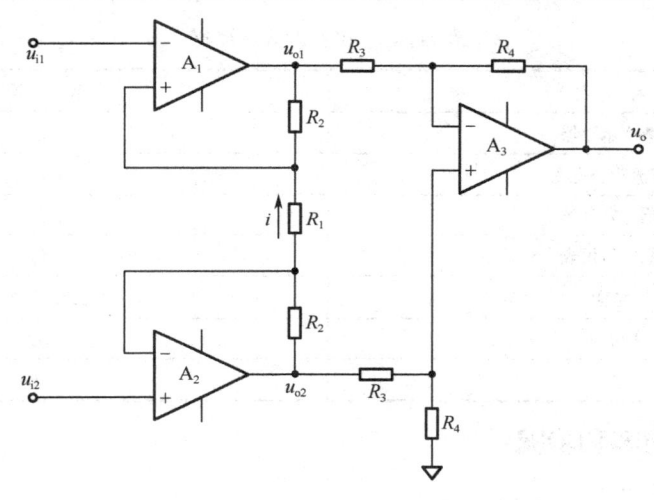

图 5-2-1 同相并联型差分放大器

同相并联型差分放大器由三个运算放大器 A_1、A_2 和 A_3 构成，其中第一级电路由 A_1、A_2 组成，第二级电路由 A_3 构成。A_3 对 A_1 和 A_2 的输出信号的差进行放大。图 5-2-1 中流过 R_1 的电流为

$$i = \frac{u_{o2} - u_{o1}}{R_1 + 2R_2}$$

同时有

$$i = \frac{u_{i2} - u_{i1}}{R_1}$$

所以

$$\frac{u_{i2} - u_{i1}}{R_1} = \frac{u_{o2} - u_{o1}}{R_1 + 2R_2}$$

则

$$u_{o2} - u_{o1} = \frac{(u_{i2} - u_{i1})(R_1 + 2R_2)}{R_1}$$

因此对于运算放大器 A_3 来说，其输出与输入的关系为

$$u_o = \frac{R_4}{R_3}(u_{o2} - u_{o1}) = \frac{R_4}{R_3}\frac{R_1 + 2R_2}{R_1}(u_{i2} - u_{i1})$$

所以，同相并联型差分放大器的放大倍数为

$$A = \frac{u_o}{u_{i2} - u_{i1}} = \frac{R_4}{R_3}\left(1 + \frac{2R_2}{R_1}\right)$$

当 $u_{i1} = u_{i2} = u_{ic}$ 时，即输入共模信号时，流过 R_1 的电流为零，$u_{o1} = u_{o2} = u_{ic}$，输出电压 $u_o = 0$。可见，电路放大差模信号，抑制共模信号。差模放大倍数越大，共模抑制比越高。当输入信号中含有共模噪声时，共模噪声也将被抑制。

5.2.4 实验设备及器材

实验设备及器材见表 5-2-1。

表 5-2-1 实验设备及器材

名 称	数 量
数字示波器	1 台
直流稳压电源	1 台
信号发生器	1 台
数字万用表	1 台
电阻	3 个 20kΩ，4 个 100kΩ
LM324	1 块
导线	若干

5.2.5 实验内容和步骤

1. 放大器共模抑制比的测量方法

（1）按照图 5-2-2 搭建实验电路，运算放大器 A 的电源为 ±12V。u_s 是信号发生器。其中，$R_1 = R_2 = 20\text{k}\Omega$，$R_3 = R_f = 100\text{k}\Omega$。

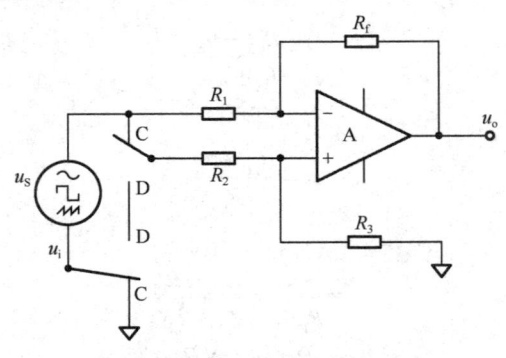

图 5-2-2 共模抑制比测量电路

（2）测量共模增益：将图 5-2-2 中的开关切换到位置 C，此时运算放大器 A 的两个输入端连接到信号发生器的正向输出端（红色探针），而信号发生器的负向输出端（黑色探针）接地。此时，运算放大器 A 的两个输入端接收到相同的信号。使用数字示波器测量输入信号 U_{ic} 和输出信号 U_{oc}，并计算电压放大倍数（共模增益）为 $A_c=U_{oc}/U_{ic}$，记录在实验表 1 中。

（3）测量差模增益：将图 5-2-2 中的开关切换到位置 D，此时运算放大器 A 的两个输入端分别连接到信号发生器的正向输出端（红色探针）和负向输出端（黑色探针）。此时输入的是差模信号，运算放大器 A 对信号发生器的输出进行放大。使用数字示波器测量输入信号 U_{id} 和输出信号 U_{od}，并计算电压放大倍数（差模增益）为 $A_d=U_{od}/U_{id}$，记录在实验表 1 中。

（4）最终共模抑制比为 $K_{CMR}=\dfrac{U_{od}/U_{id}}{U_{oc}/U_{ic}}$。

实验表 1　放大器共模抑制比的测量结果

共模增益			差模增益			共模抑制比
U_{ic}	U_{oc}	A_c	U_{id}	U_{od}	A_d	K_{CMR}

2. 同相并联型差分放大器测试

（1）按照图 5-2-1 搭建实验电路，三个运算放大器选择 LM324 中的三个运放，用标准稳定的 ±12V 直流电源给 LM324 供电，稳定的电源能减小电源对放大电路的影响，输入信号由信号发生器提供，其中，$R_1=20k\Omega$，$R_2=100k\Omega$，$R_3=20k\Omega$，$R_4=100k\Omega$。

（2）信号发生器给同相并联型差分放大器提供输入信号，信号发生器输出信号设置成频率为 100Hz、峰峰值为 20mV 的正弦波。然后用数字示波器对同相并联型差分放大器的输出信号进行观察，判断放大器是否正常工作。测量此时的输入信号 U_i 和输出信号 U_o，计算出电压放大倍数并记入实验表 2 中。

（3）根据上面的方法测量整个电路的共模抑制比。信号发生器的输出信号设置同步骤（2）。

首先给同相并联型差分放大器输入共模信号，信号发生器的红色探针同时接输入引脚 u_{i1}、u_{i2}，黑色探针接地，然后用数字示波器测量输出信号 U_{oc} 和输入信号 U_{ic}，并记录在实验表 2 中。

然后给同相并联型差分放大器输入差模信号，信号发生器的红、黑色探针分别接 u_{i1}、u_{i2}，用数字示波器测量输出信号 U_{od} 和输入信号 U_{id}，并记录在实验表 2 中。

最后计算共模增益 A_c、差模增益 A_d 及共模抑制比 K_{CMR}，并记录在实验表 2 中。

实验表 2　同相并联型差分放大器的测试结果

放大倍数				共模增益			差模增益			共模抑制比
$A_{理论}$	U_i	U_o	A	U_{ic}	U_{oc}	A_c	U_{id}	U_{od}	A_d	K_{CMR}

5.2.6　实验报告要求与思考题

1. 实验报告要求

（1）在实验报告中画出带有元器件参数值的实验电路图。

(2) 比较同相并联型差分放大器的理论放大倍数和测量放大倍数的差异，并分析原因。

2. 思考题

若要提高电路对工频干扰的能力，电路应如何进行改造？

5.3 实验 3——生物医学信号滤波器设计

5.3.1 实验目的

（1）了解滤波器的分类和选择方法。
（2）了解无源滤波器的工作原理。
（3）掌握 4 种有源滤波器的工作原理和设计方法。
（4）学习有源滤波器的幅频特性测量方法。

5.3.2 预习要求

（1）预习实验涉及信号处理的基本概念和原理，熟悉滤波器的基本类型，包括低通、高通、带通和带阻滤波器，并了解它们的作用和应用范围。
（2）了解滤波器的参数选取原则和常用的滤波器设计方法。

5.3.3 实验原理

生物医学信号通常伴随着各种噪声和干扰，如电源干扰、运动伪迹、肌电干扰等。这些干扰和噪声会降低信号质量，影响对信号的分析和诊断。因此，使用滤波器对生物医学信号进行滤波是非常重要的。滤波器可以去除噪声和干扰，保留感兴趣的频率成分。滤波作为信号处理的预先步骤，可以提供更好的信号特征，有助于信号的分析和诊断。

1. 常见的生物医学信号滤波器

常见的生物医学信号滤波器包括以下几种。

（1）低通滤波器：幅频特性如图 5-3-1（a）所示，用于去除高频噪声和干扰。例如，心电图中的高频肌电干扰就可以通过低通滤波器去除。

（2）高通滤波器：幅频特性如图 5-3-1（b）所示，用于去除低频噪声和干扰。例如，心电图中的基线漂移可以通过高通滤波器去除。

（3）带通滤波器：幅频特性如图 5-3-1（c）所示，用于选择特定频率范围内的信号，去除其他频率的噪声和干扰。例如，脑电图中的特定频率脑电波可以通过带通滤波器有选择性地增强。

（4）带阻滤波器：幅频特性如图 5-3-1（d）所示，用于去除特定频率范围内的噪声和干扰。例如，心电图中的 50Hz 电源干扰可以通过带阻滤波器去除。

2. 滤波器分类

根据滤波器中是否使用放大器，滤波器可以分为有源滤波器和无源滤波器。

(a) 低通滤波器

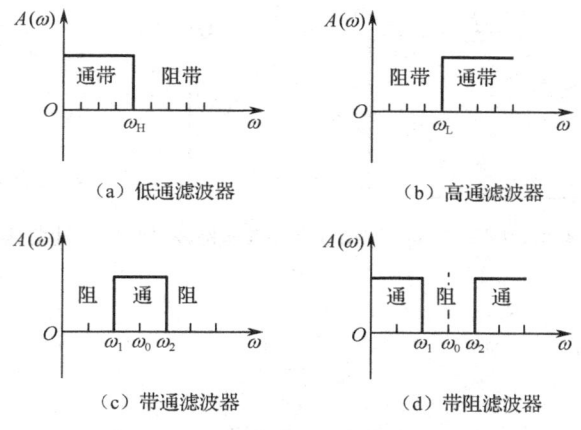

(b) 高通滤波器

(c) 带通滤波器

(d) 带阻滤波器

图 5-3-1　4 种滤波器的理想幅频特性

1）有源滤波器

有源滤波器使用放大器或运算放大器等主动元件来实现滤波功能。放大器提供了增益，以补偿滤波过程中信号的损失。有源滤波器具有较高的增益和较低的输出阻抗，能够提供较大的动态范围和较低的失真。

2）无源滤波器

无源滤波器不使用放大器或运算放大器等主动元件，仅使用被动元件，如电阻、电容和电感等元件来实现滤波功能，所以无须直流电源供电，无源滤波器的工作依赖于被动元件的特性，其增益较低且输出阻抗较高，电压放大倍数最大仅为 1。无源滤波器通常用于较低频率范围或对增益要求不高的应用。

有源滤波器和无源滤波器各有其优势和应用场景。有源滤波器能提供信号放大功能，补偿信号在滤波过程中的衰减，可用于处理微弱信号。其由运算放大器等有源器件和电阻、电容组成，可灵活调整参数实现各种滤波特性，易于实现高性能滤波。同时输出阻抗低，带负载能力强，可直接驱动后级电路而不影响滤波效果。此外，有源滤波器还能有效抑制噪声和干扰，提高信号质量。因此，有源滤波器常用于需要较高增益和较低失真的应用。无源滤波器无须外接电源，电路结构简单，由电阻、电容、电感等无源元件组成，可靠性高、成本低，能承受较高的电压和电流，适用于大功率电路。因此，无源滤波器适用于一些不需要大增益的应用。

3. 滤波器的工作原理

1）无源滤波器的工作原理

仅由 R、C、L 等无源元件构成的滤波电路，称为无源滤波器。下面以一阶 RC 无源低通和高通滤波电路为例进行介绍。

（1）一阶 RC 无源低通滤波电路

如图 5-3-2 所示，此电路的电压放大倍数为

$$\dot{A}_u = \frac{\dot{U}_o}{\dot{U}_i} = \frac{\dfrac{1}{\mathrm{j}\omega C}}{R + \dfrac{1}{\mathrm{j}\omega C}} = \frac{1}{1+\mathrm{j}\omega RC}$$

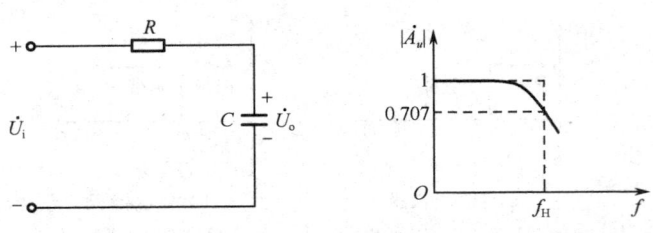

图 5-3-2 一阶 RC 无源低通滤波电路及其幅频特性曲线

令 $f_H = \dfrac{1}{2\pi RC}$，则

$$\dot{A}_u = \dfrac{1}{1+\mathrm{j}\dfrac{f}{f_H}}$$

$$|\dot{A}_u| = \dfrac{1}{\sqrt{1+(f/f_H)^2}}$$

因此，一阶 RC 无源低通滤波电路的特点为：
① 当频率很低时，$f \ll f_H$，$|\dot{A}_u|=1$，$\varphi \approx 0$，即低频成分无损耗，无相移传输。
② 当 $f=f_H$ 时，$|\dot{A}_u| = 0.707$。
③ 当频率很高时，$f \gg f_H$，$|\dot{A}_u|$ 随 f 的增大而降低，高频成分被衰减。
④ $f_H=1/(2\pi RC)$ 为上限频率，通频带为 $0 \sim f_H$。

（2）一阶 RC 无源高通滤波电路

如图 5-3-3 所示，此电路的电压放大倍数为

$$\dot{A}_u = \dfrac{R}{R+\dfrac{1}{\mathrm{j}\omega C}} = \dfrac{1}{1-\mathrm{j}\dfrac{1}{\omega RC}}$$

令 $f_L = \dfrac{1}{2\pi RC}$，则

$$\dot{A}_u = \dfrac{1}{1-\mathrm{j}\dfrac{f_L}{f}}$$

$$|\dot{A}_u| = \dfrac{1}{\sqrt{1+(f_L/f)^2}}$$

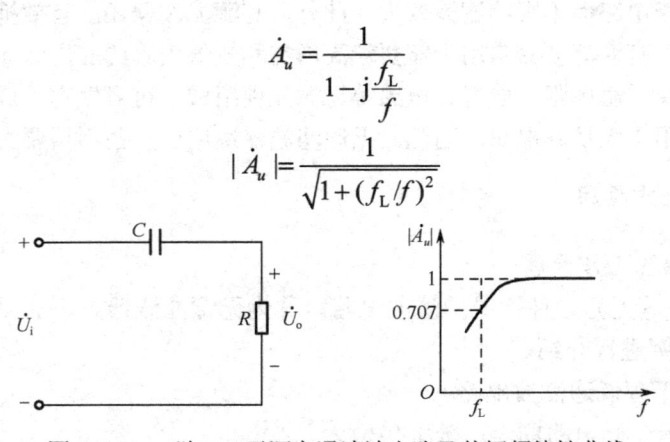

图 5-3-3 一阶 RC 无源高通滤波电路及其幅频特性曲线

因此，一阶 RC 无源高通滤波电路的特点为：
① 当频率很低时，$f \ll f_L$，f 越小，$|\dot{A}_u|$ 越小，低频成分被衰减。当 $f=0$ 时，$|\dot{A}_u|=0$。
② 当 $f=f_L$ 时，$|\dot{A}_u| = 0.707$。

③ 当频率很高时，$f \gg f_L$，$|\dot{A}_u|=1$，高频成分能顺利通过。
④ $f_L=1/(2\pi RC)$ 为下限频率，通频带为 $f_L \sim \infty$。

2）有源滤波器的工作原理

（1）有源低通滤波器

经典的一阶有源低通滤波器如图 5-3-4 所示，将负反馈 R_f 加入该电路中。

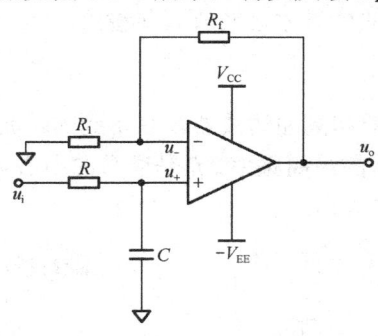

图 5-3-4　一阶有源低通滤波器

一阶有源低通滤波器的输入与输出的关系为

$$\dot{U}_+ = \frac{1}{1+j\dfrac{f}{f_H}}\dot{U}_i$$

$$\dot{U}_o = \left(1+\frac{R_f}{R_1}\right)\dot{U}_+$$

放大倍数为

$$\dot{A}_u = \frac{1+\dfrac{R_f}{R_1}}{1+j\dfrac{f}{f_H}}$$

其中 $f_H = \dfrac{1}{2\pi RC}$，频率在 $0 \sim f_H$ 之间的信号才会被放大并输出。

（2）有源高通滤波器

经典的一阶有源高通滤波器如图 5-3-5 所示，同样将负反馈 R_f 加入该电路中。对照一阶有源低通滤波器，高通滤波器只是将同相输入端的电阻和电容互换位置而已。

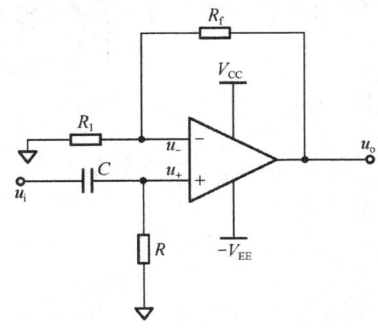

图 5-3-5　一阶有源高通滤波器

一阶有源高通滤波器的放大倍数为

$$\dot{A}_u = \frac{1+\dfrac{R_f}{R_1}}{1-\mathrm{j}\dfrac{f_L}{f}}$$

其中 $f_L = \dfrac{1}{2\pi RC}$，频率在 $f > f_L$ 的信号才会被放大并输出。

（3）有源带通滤波器

带通滤波器是将低通滤波器和高通滤波器串联得到的，允许通过的频带为 $f_L \sim f_H$，其中，f_L 是通带的最低频率，f_H 是通带的最高频率，f_0 是通带的中心频率，也称为共振频率或者峰值频率。二阶带通滤波器如图 5-3-6 所示。

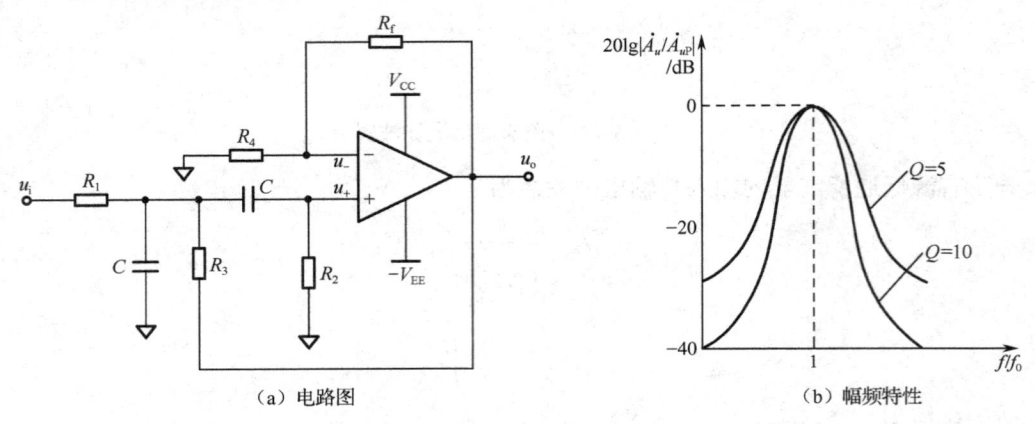

（a）电路图　　　　　　　　　　　　（b）幅频特性

图 5-3-6　二阶带通滤波器

同相比例运算电路的比例系数为 $\dot{A}_{uf} = 1 + \dfrac{R_f}{R_4}$，当 $R_4 = R_1 = R$，$R_2 = 2R$ 时，二阶带通滤波器的传递函数为

$$A_u(s) = A_{uf}(s) \cdot \frac{sRC}{1+[3-A_{uf}(s)]sRC+(sRC)^2}$$

令中心频率 $f_0 = \dfrac{1}{2\pi RC}$，则电压放大倍数为

$$\dot{A}_u = \frac{\dot{A}_{uf}}{3-\dot{A}_{uf}} \cdot \frac{1}{1+\mathrm{j}\dfrac{1}{3-A_{uf}}\left(\dfrac{f}{f_0}-\dfrac{f_0}{f}\right)}$$

当 $f = f_0$ 时，求得通带放大倍数为

$$\dot{A}_{uP} = \frac{\dot{A}_{uf}}{3-\dot{A}_{uf}} = Q\dot{A}_{uf}$$

通频带为

$$B = (3-\dot{A}_{uf})f_0 = \frac{f_0}{Q}$$

品质因数为

$$Q = \frac{f_0}{B}$$

该电路的优势在于通过调节反馈电阻（R_f）和电阻（R_4）的比值，可以改变通频带的大小，但不改变中心频率。图 5-3-6（b）是幅频特性，从中可以看出，品质因数 Q 值对通频带有影响，随着 Q 值的增大，通频带变窄，说明 Q 值越大，选频性能越强。然而，Q 值不能过高，否则可能引发自激振荡。

（4）有源带阻滤波器

二阶带阻滤波器如图 5-3-7 所示，其阻带放大倍数为 $\dot{A}_{uP} = 1 + \frac{R_f}{R_1}$，其标准传输函数为

$$A_u(s) = A_{uP}(s) \cdot \frac{1 + (sRC)^2}{1 + 2[2 - A_{uP}(s)]sRC + (sRC)^2}$$

阻带的中心频率为

$$f_0 = \frac{1}{2\pi RC}, \quad \omega_0 = \frac{1}{RC}$$

中心频率的电压放大倍数为

$$\dot{A}_u = \dot{A}_{uP} \cdot \frac{1 - \left(\frac{f}{f_0}\right)^2}{1 - \left(\frac{f}{f_0}\right)^2 + j2(2 - \dot{A}_{uP})\frac{f}{f_0}} = \frac{\dot{A}_{uP}}{1 + j2(2 - \dot{A}_{uP})\frac{ff_0}{f_0^2 - f^2}}$$

通频带为

$$B = \frac{f_0}{Q}$$

品质因数为

$$Q = \frac{1}{2(2 - \dot{A}_{uP})}$$

二阶带阻滤波器的幅频特性如图 5-3-7（b）所示，Q 值越大，通频带越窄，选频特性越好。

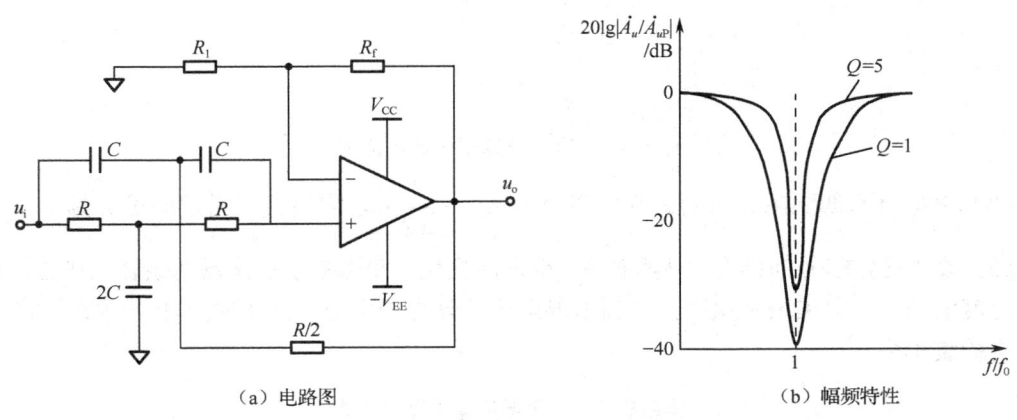

（a）电路图　　（b）幅频特性

图 5-3-7　二阶带阻滤波器

总之，滤波器的设计和参数选择要依据具体的生物医学信号特点及应用需求。通常，滤波器可以使用模拟滤波器或数字滤波器实现，具体选择取决于信号处理的场景和要求。

5.3.4 实验设备及器材

实验设备及器材见表5-3-1。

表 5-3-1 实验设备及器材

名　称	数　量
数字示波器	1台
直流稳压电源	1台
数字万用表	1台
面包板	1块
电阻、电容	见电路图
μA741	1块
导线	若干

5.3.5 实验内容和步骤

本实验以有源滤波器为主进行。

1. 有源低通滤波器

（1）根据图 5-3-8 接线，输入端 u_i 接信号发生器，信号发生器输出峰峰值为 1V 的正弦信号。

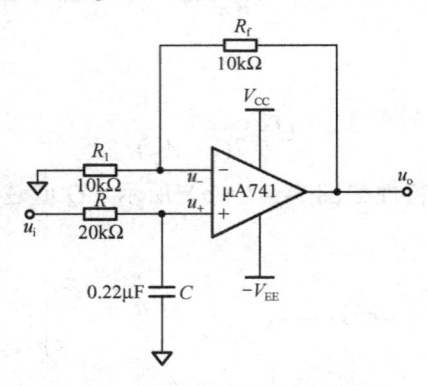

图 5-3-8 有源低通滤波器电路图

（2）根据有源低通滤波器的最高频率公式 $f_H = \dfrac{1}{2\pi RC}$，求出允许通过的最高频率 f_H。

（3）改变正弦信号的频率，使其在 $0 \sim f_H$ 之间变化，并用数字示波器观察输出电压的波形及其幅度的变化，继续增大频率，直到出现电压下降为最大幅值一半时为止，将测量的 U_o 值记入实验表1中。

实验表 1　有源低通滤波器记录表

f/Hz								
U_o/V								

（4）找出输出信号的最大幅值 U_{om}，并求出 $0.707U_{om}$，根据测量结果画出该有源低通滤波器的通频带。

2. 有源高通滤波器

（1）根据图 5-3-9 接线，输入端 u_i 接信号发生器，信号发生器输出峰峰值为 1V 的正弦信号。

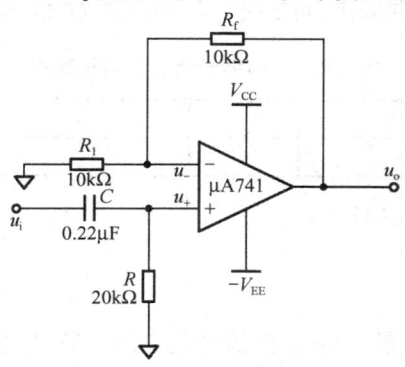

图 5-3-9 有源高通滤波器电路图

（2）根据有源高通滤波器的最低频率公式 $f_L = \dfrac{1}{2\pi RC}$，求出允许通过的最低频率 f_L。

（3）改变正弦信号的频率，从低于 f_L 开始测量，直至 $f > f_L$，并继续测量，用数字示波器观察输出电压的波形及其幅度的变化，直至电压幅度无明显变化为止，将测量的 U_o 值记入实验表 2 中。

实验表 2　有源高通滤波器记录表

f/Hz							
U_o/V							

（4）找出输出信号的最大幅值 U_{om}，并求出 $0.707U_{om}$，根据测量结果画出该有源高通滤波器的通频带。

3. 有源带通滤波器

（1）根据图 5-3-10 接线，输入端 u_i 接信号发生器，信号发生器输出峰峰值为 1V 的正弦信号。

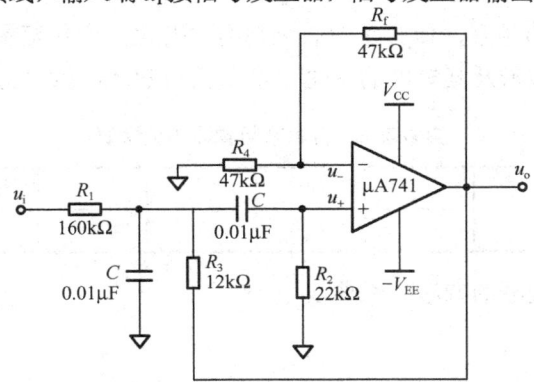

图 5-3-10　有源带通滤波器电路图

（2）根据有源带通滤波器的中心频率公式 $f_0 = \dfrac{1}{2\pi RC}$，求出其中心频率。

（3）根据通频带 $B = (3 - \dot{A}_{uf})f_0 = \dfrac{f_0}{Q}$，$\dot{A}_{uf} = 1 + \dfrac{R_f}{R_1}$，求出通频带。

（4）改变正弦信号的频率，使其在中心频率两边变化，变化范围超过通频带，并用数字示波器观察输出电压的波形及其幅度的变化，将测量的 U_o 值记入实验表 3 中。

实验表 3　有源带通滤波器记录表

f/Hz								
U_o/V								

（5）画出该带通滤波器的通频带。

4. 有源带阻滤波器

（1）根据图 5-3-11 接线，输入端 u_i 接信号发生器，信号发生器输出峰峰值为 1V 的正弦信号。

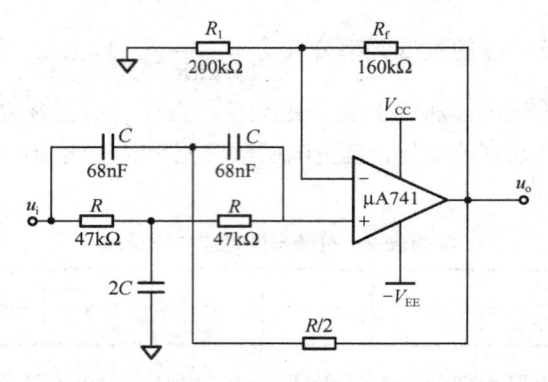

图 5-3-11　带阻滤波器电路图

（2）根据带阻滤波器的中心频率公式 $f_0 = \dfrac{1}{2\pi RC}$，求出其中心频率。

（3）根据通频带公式 $B = \dfrac{f_0}{Q}$，$Q = \dfrac{1}{2(2 - \dot{A}_{uP})}$，$\dot{A}_{uP} = 1 + \dfrac{R_f}{R_1}$，求出通频带。

（4）改变正弦信号的频率，使其在中心频率两边变化，变化范围超过通频带，并用数字示波器观察输出电压的波形及其幅度的变化，将测量的 U_o 值记入实验表 4 中。

实验表 4　有源带阻滤波器记录表

f/Hz								
U_o/V								

（5）画出该带阻滤波器的幅频特性曲线。

5.3.6 实验报告要求与思考题

1. 实验报告要求

（1）画出标有元器件参数值的实验电路，整理实验数据。
（2）根据实验记录的数据，在方格纸上画出各种滤波器的幅频特性曲线。
（3）将实验结果与理论值比较，并分析误差原因。

2. 思考题

（1）集成运放有限的输入阻抗对滤波器性能是否有影响？
（2）带阻滤波器和带通滤波器是否像高通滤波器和低通滤波器一样具有对偶关系？若将带通滤波器中起滤波作用的电阻与电容的位置互换，能得到带阻滤波器吗？

5.4 实验 4——A/D、D/A 转换器应用

5.4.1 实验目的

（1）了解 A/D、D/A 转换器的基本原理和基本结构。
（2）掌握典型 A/D 转换器 ADC0809 的功能特性，熟练其使用方法，能够将其准确用于实际应用中。
（3）理解典型 D/A 转换器 DAC0832 的功能要点，并熟练其使用方法。

5.4.2 预习要求

（1）了解 A/D、D/A 转换器的基本原理和工作方式，了解 A/D 转换器将模拟信号转换为数字信号的过程，以及 D/A 转换器将数字信号转换为模拟信号的过程。
（2）预习采样定理和信号重构理论，了解在进行 A/D、D/A 转换时需要满足的采样条件。
（3）查阅 ADC0809 和 DAC0832 的参数和性能指标。

5.4.3 实验原理

在生物医学领域中，被控制和被测量的对象如心电图信号、脑电图信号、肌电图信号、血压信号等都是一些连续变化的物理量。这些在连续时间和连续幅度范围内变化的信号称为模拟信号。模拟信号可以是连续的电压信号、电流信号、声音信号、光信号等。与之相对应的是数字信号，数字信号是在离散时间和离散幅度范围内变化的信号。

医疗仪器采集的生物电信号如心电图信号、脑电图信号、血压信号等是模拟信号，是不能直接传入计算机进行分析处理和存储的，必须先转换为数字信号，这时就需要 A/D 转换器。另外，在一些医疗设备中，如生命支持系统、麻醉设备等，需要根据收集到的生物电信号进行控制和反馈，这些控制信号是计算机产生的数字信号，需要首先进行 D/A 转换，转换为模拟信号，以驱动执行器和控制设备，实现对医疗设备的精确控制。

1. A/D 转换器

A/D 转换器用于将模拟信号转换为数字信号。A/D 转换器通常由模拟输入电路、采样保持电路、量化电路和数字输出接口等组成。其中，ADC0809 是比较经典的 A/D 转换器，本实验以该芯片为例对 A/D 转换器的使用方法进行介绍。

ADC0809 是一款 8 位的模数转换器，适合于高精度和多通道输入的应用场合。ADC0809 采用逐次逼近法进行模数转换。具体来说，它通过比较输入信号与内部参考电压的大小，逐步逼近输入信号的精确值，最终输出一个 8 位的二进制数，表示输入信号的模数转换结果。转换过程通过外部控制（如片选、写入和读取）信号进行启动和控制。

1）ADC0809 的内部结构及主要技术指标

ADC0809 的内部结构如图 5-4-1 所示，包括 8 路模拟量开关、地址锁存与译码、8 位 A/D 转换器、三态输出锁存器等。ADC0809 的主要技术指标如下。

（1）分辨率：ADC0809 提供 8 位分辨率，即输出结果为 8 位二进制数，范围从 00000000～11111111。

（2）输入通道：具有 8 路模拟输入通道（IN0～IN7），支持多路复用，能够选择不同的输入信号进行转换。

（3）转换时间：快速转换时间，典型值为 100μs（包括采样和保持时间）。

（4）参考电压：支持单电源操作，内部有参考电压生成电路，用户可以通过 VREF+和 VREF-引脚接入外部参考电压。

（5）接口：提供标准的并行接口，输出结果通过 D0～D7 引脚输出，可以直接连接到微处理器或数字信号处理器进行数据处理和分析。

（6）电源需求：工作电压范围广，通常为+5V。

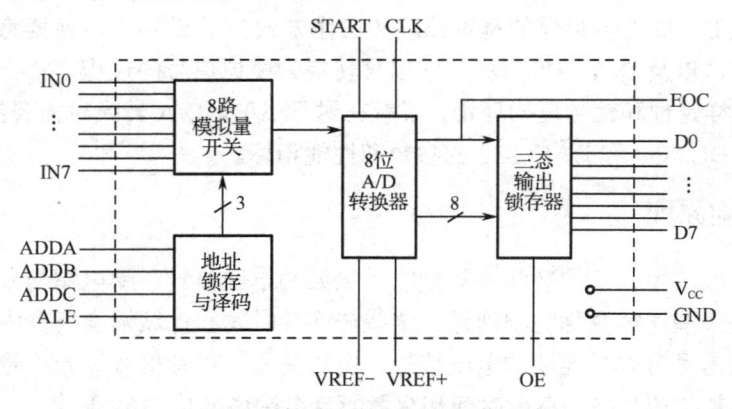

图 5-4-1 ADC0809 的内部结构

2）ADC0809 的引脚介绍

ADC0809 的引脚排列如图 5-4-2 所示，各引脚功能介绍如下。

（1）IN0～IN7：模拟输入通道选择引脚。

（2）D0～D7：数字输出引脚，输出模数转换结果。

（3）VREF+：参考电压正极输入引脚。

（4）VREF-：参考电压负极输入引脚。

（5）V$_{CC}$：电源引脚，通常接+5V。

（6）GND：地线引脚。

（7）ADDA、ADDB、ADDC：模拟输入通道选择引脚，通过这三个引脚选择一个模拟输入通道进行转换，共有 8 个通道（IN0～IN7）可以选择。

（8）ALE：地址锁存使能引脚。ALE 引脚用于锁存地址输入，即 ADDA、ADDB、ADDC 引脚的地址选择信号。当 ALE 引脚接收到一个高电平时，地址锁存器锁存当前 ADDA、ADDB、ADDC 引脚的信号，从而选择相应的模拟输入通道进行转换。换句话说，ALE 引脚的作用是在转换开始前锁存通道选择信号，确保在整个转换过程中通道选择保持稳定，不受外部信号变化的影响。

（9）START：A/D 转换启动信号输入引脚。

（10）EOC：转换结束引脚。该引脚用于指示 A/D 转换过程的完成状态，当 ADC0809 完成一次 A/D 转换后，EOC 引脚会从低电平变为高电平，表示转换已经完成，可以读取转换后的数字信号。

（11）OE：输出使能引脚，高电平有效。该引脚用于控制三态输出锁存器的使能状态。当 OE 引脚为高电平时，ADC0809 的 8 位数据输出引脚（D0～D7）上的数据有效，可以读取转换后的数字信号。

（12）CLK：时钟输入引脚，该引脚用于提供 A/D 转换过程所需的时钟信号。时钟信号决定了 ADC0809 的采样速率和转换速率。时钟信号可以由外部时钟源提供，频率通常为 10～640kHz。

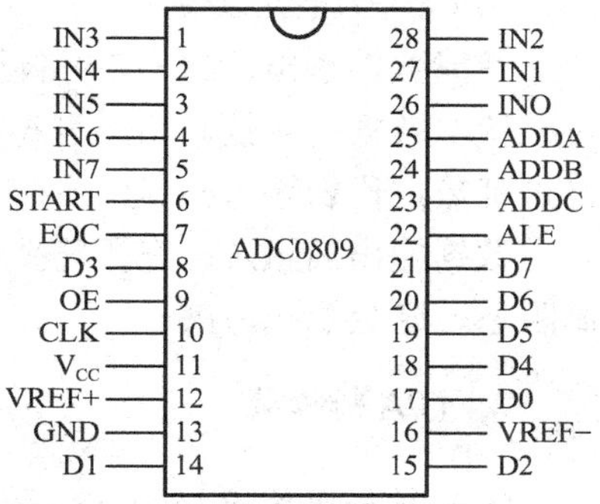

地址选择信号与选中通道的关系见表 5-4-1。

图 5-4-2 ADC0809 的引脚排列

表 5-4-1 ADC0809 地址选择信号与选中通道的关系

地址选择信号			选 中 通 道
ADDA	ADDB	ADDC	
0	0	0	IN0
0	0	1	IN1
0	1	0	IN2
0	1	1	IN3
1	0	0	IN4
1	0	1	IN5
1	1	0	IN6
1	1	1	IN7

3）ADC0809 的基本工作过程

ADC0809 的基本工作过程可分为以下几个步骤。

（1）启动转换

选择输入通道：通过三个地址选择信号引脚（ADDA、ADDB、ADDC）选择需要转换的模拟输入通道（IN0～IN7）。

发送启动信号：将 ALE 引脚设为高电平，锁存地址选择。然后将 START 引脚设为高电平，并保持一段时间，之后将其设为低电平，启动 A/D 转换过程。

（2）A/D 转换

采样保持：当接收到启动信号后，ADC0809 将所选通道的模拟信号进行采样，并保持在内部的采样保持电路中。

逐次逼近转换：内部的逐次逼近寄存器（SAR）逐步逼近模拟输入信号的电压值，完成 A/D 转换。这一过程受时钟信号（CLK 引脚）的控制，时钟频率决定了转换速率。

（3）转换完成指示

EOC 信号：当 A/D 转换完成后，EOC 引脚从低电平变为高电平，指示 A/D 转换完成，数据可以读取。

（4）读取转换结果

使能数据输出：将 OE 引脚设为高电平，使能数据输出。

读取数据：从数据输出引脚（D0～D7）读取转换后的数字信号。数据输出引脚提供 8 位二进制数，代表输入模拟信号的数值。

数据输出高阻态：在不需要读取数据时，将 OE 引脚设为低电平，使数据输出引脚处于高阻态，避免总线冲突。

2. D/A 转换器

D/A 转换器用于将数字信号转换为模拟信号。D/A 转换器通常由数字输入接口、数字解码器、数模转换电路、输出滤波器、输出放大器和参考电压源等组成。常见的 D/A 转换器包括逐次逼近型 D/A 转换器和平行型 D/A 转换器等。其中，DAC0832 是比较经典的 D/A 转换器，本实验以 DAC0832 为例对 D/A 转换器的使用方法进行介绍。

1）DAC0832 简介

DAC0832 是一款 8 位数模转换器，它采用了 CMOS/Si-Cr 工艺，具有高分辨率、高速度、低功耗和高稳定性等优点。DAC0832 根据 8 位数字输入信号和参考电压，使用内部电流分配网络和外部电流到电压转换电路，完成数字信号到模拟信号的转换。DAC0832 的内部结构如图 5-4-3 所示，其核心部件包括一个 8 位的 DAC 转换器、8 位输入寄存器和 8 位 DAC 寄存器，DAC0832 的主要技术指标包括以下几个方面。

（1）分辨率：8 位，能够提供 256 个不同的输出电平。

（2）参考电压（VREF）：-10～+10V。

（3）电源电压：+5～+15V。

（4）转换时间：通常小于 2μs。

（5）线性度误差（Linearity Error）：±0.5LSB。

（6）输入电平：TTL 电平。

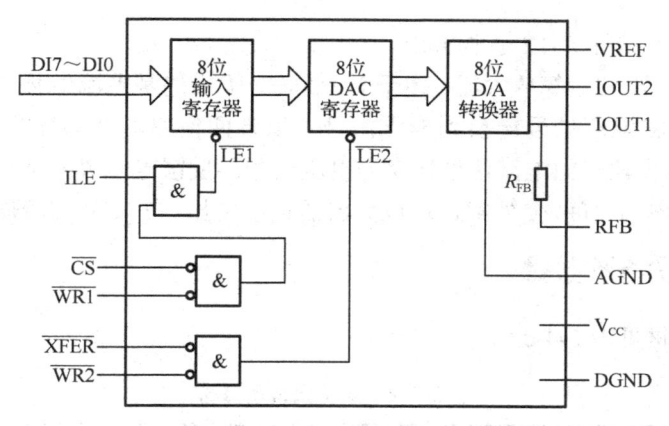

图 5-4-3　DAC0832 内部结构

2）DAC0832 的引脚介绍

DAC0832 的引脚排列如图 5-4-4 所示，各引脚的名称和功能如下。

（1）DI0~DI7：8 位并行数字输入引脚。

（2）IOUT1：电流输出 1 引脚，用于提供电流信号输出。

（3）IOUT2：电流输出 2 引脚，用于提供电流信号输出，通常与 IOUT1 引脚配合使用。

（4）VREF：参考电压输入引脚，用于确定输出模拟电流的范围。

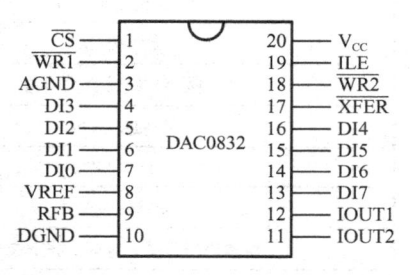

图 5-4-4　DAC0832 的引脚排列

（5）$\overline{CS}$：片选信号引脚，用于启用芯片，当 $\overline{CS}$ 为低电平时，DAC0832 被选中。

（6）$\overline{WR1}$：写使能信号引脚，8 位输入寄存器的写选通信号。

（7）$\overline{WR2}$：写使能信号引脚，8 位 DAC 寄存器的写选通信号。

（8）$\overline{XFER}$：传输使能信号引脚，用于将数据从 8 位输入寄存器传输到 8 位 DAC 寄存器，通常用于数据同步操作。

（9）V_{CC}：电源引脚，通常接+5V。

（10）AGND：模拟地引脚。

（11）DGND：数字地引脚。

（12）RFB：反馈信号输入引脚。

（13）ILE：数据锁存允许控制信号输入引脚，高电平有效。

3）DAC0832 的基本工作过程

DAC0832 的主要功能是接收数字输入信号并将其转换为相应的模拟输出信号，这个转换过程主要分为以下几个步骤。

（1）接收数字输入：DAC0832 有 8 个数字输入引脚（DI0~DI7），这些引脚接收并存储 8 位二进制数，这个数字代表需要输出的模拟信号的离散值。

（2）参考电压输入：DAC0832 需要输入一个外部参考电压（VREF），它决定了输出电流的最大值。参考电压通常是一个稳定的直流电压源。

（3）电流转换：DAC0832 内部有一个电流分配网络，根据输入的数字信号调整输出电流。

输出电流通过 IOUT1 和 IOUT2 引脚输出。

（4）使用反馈电阻和运算放大器：由于 DAC0832 输出的是电流信号，需要通过反馈电阻和外部运算放大器将电流信号转换为电压信号，以方便使用。外部运算放大器和反馈电阻（R_{FB}）将 IOUT1 引脚输出的电流信号转换为电压信号。反馈电阻 R_{FB} 连接在外部运算放大器的反相输入端和输出端之间，使外部运算放大器的输出电压与 IOUT1 引脚输出的电流成比例。

5.4.4 实验设备及器材

实验设备及器材见表 5-4-2。

表 5-4-2 实验设备及器材

名　　称	数　　量
信号发生器	1 台
直流稳压电源	1 台
数字万用表	1 台
数字系统综合实验箱	1 台
ADC0809	1 块
DAC0832	1 块
4.7kΩ 电位器	1 个
逻辑电平开关、电阻、发光二极管	见电路图
μA741	1 块
导线	若干

5.4.5 实验内容和步骤

1. ADC0809 的应用实验

1）电路搭建与准备

（1）依照图 5-4-5 进行电路连接，确保各线路连接准确无误，避免出现虚接、错接等情况，为后续实验的顺利开展奠定基础。

（2）构建模拟输入信号产生部分，从+5V 电源引出线路，通过一组电阻分压的方式，生成 8 个模拟输入信号。这些分压后的模拟信号，将作为 A/D 转换的原始输入。转换完成后的数字信号，经 D7~D0 分别传输至对应的发光二极管，以便直观显示转换结果。此外，利用信号发生器为电路提供 CLK 时钟脉冲，将信号发生器的输出频率设定为 100kHz，确保 ADC0809 能在稳定的时钟信号下工作。同时，把地址端 ADDA、ADDB、ADDC 分别连接到逻辑电平开关，方便后续对输入通道进行选择控制。

2）实验操作流程

（1）通过操作 ADDA、ADDB、ADDC 连接的三个逻辑电平开关，实现对输入通道的选择。一旦选定通道，该通道对应的模拟信号便会进入 A/D 转换器进行转换，最终输出 8 位数字量。转换后的数字量通过 D7~D0 连接到 8 个发光二极管上，以亮、灭或不同组合的形式显示出来。

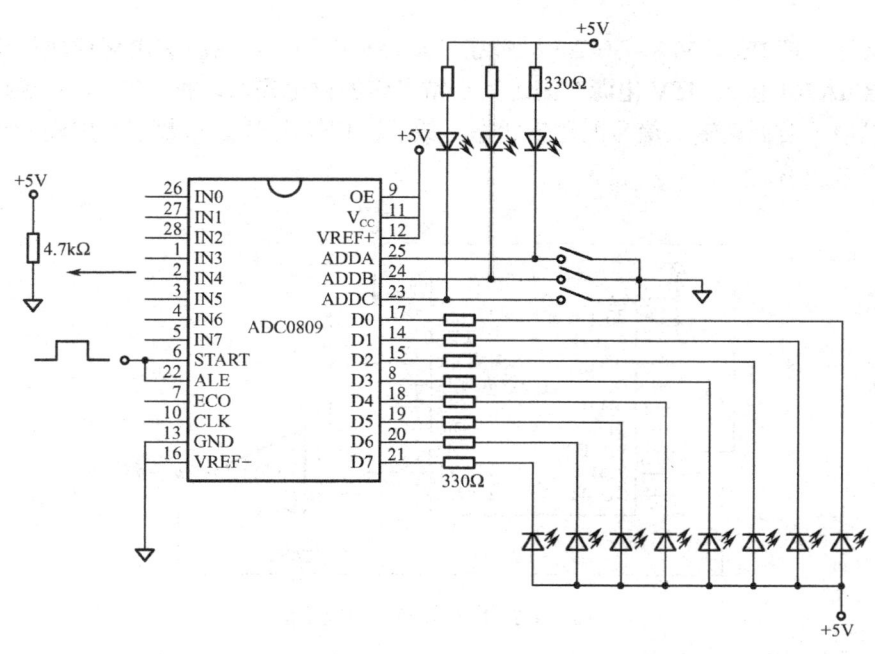

图 5-4-5　A/D 转换实验电路图

（2）接通电源，完成电路供电后，在启动端 START 施加一个正向单脉冲信号。特别注意，A/D 转换会在这个正向单脉冲信号的下降沿时刻启动，这是 ADC0809 工作时序的关键节点。

（3）依据实验表 1 的具体要求，依次给 IN0～IN7 输入相应的电压值。在实际操作中，通过调节 4.7kΩ 的电位器来改变接入电路中的电阻值，从而精准实现所需的电压值设定。在设定好电压值并选择通道后，启动 A/D 转换，将转换结果记入实验表 1 中。随后，依据 ADC0809 的转换原理，将转换得到的数字量换算成对应的十进制电压值。

（4）完成上述步骤后，认真对比最初输入的电压值与换算后的十进制电压值，分析两者之间的差异，为后续的数据处理和实验分析提供依据。

实验表 1　A/D 转换实验记录表

通道	输入 U_i/V	通道选择地址 ADDA	ADDB	ADDC	输出数字量							
IN0	4.5	0	0	0								
IN1	4.0	0	0	1								
IN2	3.5	0	1	0								
IN3	3.0	0	1	1								
IN4	2.5	1	0	0								
IN5	2.0	1	0	1								
IN6	1.5	1	1	0								
IN7	1.0	1	1	1								

2. DAC0832 的应用实验

1）电路搭建

依照图 5-4-6 进行电路连接。具体连接方式如下：将 $\overline{\text{CS}}$、$\overline{\text{WR1}}$、$\overline{\text{WR2}}$、$\overline{\text{XFER}}$ 这几个

引脚全部接地；把 ILE、V_{CC}、VREF 引脚连接到+5V 电源上，为相关电路模块提供稳定的工作电压；给 μA741 接入±15V 电源，满足其正常工作的供电需求；将 DI7～DI0 连接至逻辑电平开关，以便灵活调整输入信号的逻辑状态；最后，把输出端 u_o 与数字万用表相连，用于精确测量输出电压值。

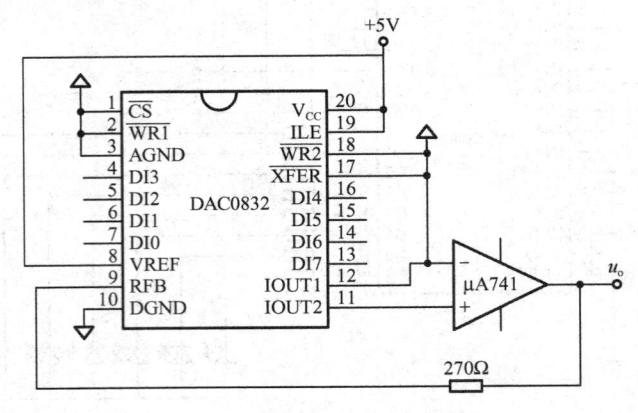

图 5-4-6 D/A 转换实验电路图

2）实验前期准备

完成电路连接后，需进行关键的调零操作。首先，将 DI7～DI0 对应的逻辑电平开关全部设置为零状态，确保输入信号为零。接着，通过缓慢调节 μA741 的电位器，仔细观察 μA741 的输出情况，直至其输出为零，以此消除 μA741 可能存在的失调电压，保证后续实验数据的准确性。

3）实验数据测量与记录

按照实验表 2 中罗列的数字，逐步调整逻辑电平开关，改变输入信号状态。在每一次调整输入信号后，迅速使用数字万用表对 μA741 的输出电压进行精准测量，将测量得到的实际电压值如实记入实验表 2 中。完成测量记录后，依据相关理论公式计算出对应输入情况下的输出电压理论值，并与实际测量值进行细致比较，分析其中的差异及产生原因。

实验表 2 D/A 转换实验记录表

| 输入数字量 ||||||||| 输出模拟量 u_o/V |
DI7	DI6	DI5	DI4	DI3	DI2	DI1	DI0	
0	0	0	0	0	0	0	0	
0	0	0	0	0	0	0	1	
0	0	0	0	0	0	1	0	
0	0	0	0	0	1	0	0	
0	0	0	0	1	0	0	0	
0	0	0	1	0	0	0	0	
0	0	1	0	0	0	0	0	
0	1	0	0	0	0	0	0	
1	0	0	0	0	0	0	0	
1	1	1	1	1	1	1	1	

5.4.6 实验报告要求与思考题

1. 实验报告要求

（1）画出实验电路图，并写出实验过程。
（2）对实验结果与理论值的差异进行分析。

2. 思考题

（1）在实验中，为什么要使用电阻来改变输入电压值？这样做有什么优点和局限性？
（2）D/A 转换器的精度与什么有关？

5.5 实验 5——555 定时器构成的输液报警器设计

5.5.1 实验目的

（1）理解 555 定时器的基本工作原理和内部结构，了解各部分的组成与相互关系。
（2）了解 555 定时器的典型电路以及它们在不同场景下的应用方式。
（3）熟练掌握使用 555 定时器设计简单应用电路的技能，能够运用所学知识，设计出输液报警器，满足实际应用需求。

5.5.2 预习要求

（1）预习 555 定时器的工作原理和内部电路结构，包括比较器、触发器、电流源等关键部件的功能及相互作用。
（2）熟悉 555 定时器的基本参数，如电源电压、时间常数和触发方式等，以及其在实际电路中的一些常见应用，如定时器、脉冲发生器、频率分频等。
（3）标记 555 定时器的引脚功能，了解 555 定时器各个引脚的功能和用途。

5.5.3 实验原理

1. 555 定时器简介

555 定时器是一种常用的集成电路，它可以用作多种定时和脉冲生成应用中的基本构建模块。555 定时器的工作原理基于比较器和触发器的组合，可以产生稳定的定时脉冲和周期性信号。

在临床中，555 定时器可以在特定的设计和应用中发挥重要的作用。

（1）心脏监测：555 定时器可用于生成心脏监护仪和心电图仪中的定时脉冲，这种定时脉冲可用于同步记录心电图数据和测量心率。
（2）呼吸治疗：555 定时器可用于控制呼吸机设备中的定时功能，例如控制呼吸机的吸气时间、呼气时间和暂停时间，帮助患者维持正常的呼吸模式。
（3）病房设备：555 定时器可用于定时提醒患者按时进行特定的医疗操作或服药。例如，可以使用555定时器来控制输液泵的滴速，确保输液的持续时间和速率。

（4）可穿戴设备：555定时器可以在医疗可穿戴设备中用于测量和记录患者的生理参数，例如心率、呼吸频率和活动水平等，帮助监测和记录这些参数的持续时间，使医疗专业人员能够进行更全面的评估和分析。

2. 555定时器的结构和工作原理

市面上的555定时器有双极型和CMOS型两大主流类型，各自都包括NE555（或5G555）和C7555等型号。尽管它们在构造和原理上大体一致，但各有所长：双极型555定时器以强劲的驱动力著称，而CMOS型555定时器则具有低功耗、高输入阻抗等特点。双极型555定时器可以应对5~16V的电源电压，并可驱动高达200mA的最大负载电流；CMOS型555定时器则在3~18V的电源电压范围内工作，其最大负载电流通常在4mA以下。

1）555定时器的内部结构

如图5-5-1（a）所示，555定时器的内部结构主要包括以下部分。

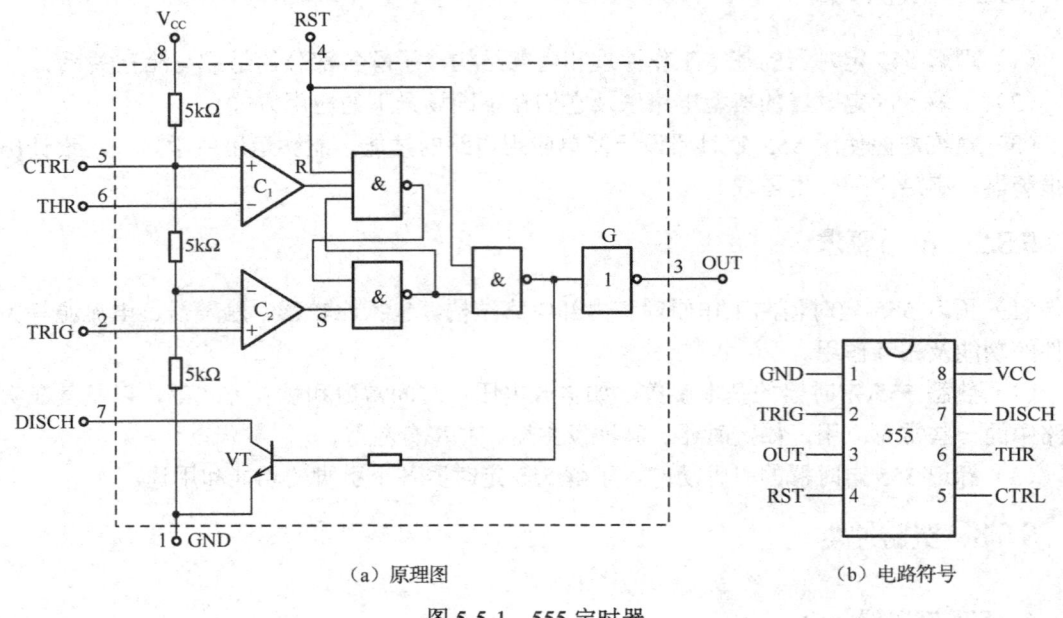

（a）原理图　　　　　　　　　　（b）电路符号

图5-5-1　555定时器

（1）分压电阻网络：由三个5kΩ等值电阻组成，将电源电压（V_{CC}）三等分，用于提供比较器的参考电压（$\frac{1}{3}V_{CC}$和$\frac{2}{3}V_{CC}$）。

（2）两个比较器：内部有两个电压比较器C_1、C_2，分别称为高电平比较器和低电平比较器，比较器C_1连接到$\frac{2}{3}V_{CC}$的分压点，比较器C_2连接到$\frac{1}{3}V_{CC}$的分压点，它们将输入电压进行比较，产生相应的输出。

（3）RS触发器：根据比较器的输出状态，RS触发器决定555定时器的输出状态。这是一个双稳态触发器（置位和复位），用于保持输出电压的状态。

（4）放电管：三极管VT与引脚7（放电引脚）相连，其作用主要是对外部定时电容进行充放电控制。

（5）功率输出级：输出级通过放大器提供足够的电流来驱动外部负载，并具有大电流驱动能力。

2）555定时器的引脚说明

如图5-5-1（b）所示，555定时器是有8个引脚的集成电路，每个引脚都有特定的功能，以下是每个引脚的介绍。

（1）GND（地引脚）：这是555定时器的地，所有的电压都相对于这个地来测量。

（2）TRIG（触发引脚）：该引脚控制555定时器的启动。在单稳态模式下，TRIG引脚通常会通过一个电容和电阻与THR引脚相连。当TRIG引脚上的电压降至$\frac{1}{3}V_{CC}$时，输出引脚的状态将发生改变。

（3）OUT（输出引脚）：输出引脚可以是高电平（接近V_{CC}）或低电平（接近GND），具体取决于555定时器内部触发器的状态。

（4）RST（复位引脚）：当这个引脚接低电压（通常是GND）时，555定时器的内部触发器会复位，导致输出引脚变为低电平。通常，如果不使用复位功能，这个引脚将会接到V_{CC}，以避免意外复位。

（5）CTRL（控制电压引脚）：这个引脚可以通过一个外部电压来控制内部电压分压器的阈值，在很多应用中这个引脚常被忽略。如果未连接外部电压，则通常通过一个0.01μF的去耦电容连接到地。

（6）THR（阈值引脚）：用来重置内部触发器，使输出引脚变为低电平。在稳态模式下，当电压值达到$\frac{2}{3}V_{CC}$时，内部触发器会重置。在单稳态模式下，这个引脚通常与TRIG引脚相连。

（7）DISCH（放电引脚）：该引脚连接到内部三极管VT的集电极，当输出从高电平变为低电平时，三极管导通，连接到这个引脚的外部电容放电。

（8）V_{CC}（供电引脚）：这是555定时器的电源电压引脚，通常为4.5～15V。

3）555定时器的功能

555定时器的功能说明见表5-5-1。当CTRL引脚悬空时，比较器C_1和C_2的比较电压分别为$\frac{2}{3}V_{CC}$和$\frac{1}{3}V_{CC}$。

表5-5-1　555定时器的功能说明

输入			输出	
THR（阈值输入）	TRIG（触发输入）	RST（复位）	OUT（输出）	放电管VT
X	X	0	低	导通
$>\frac{2}{3}V_{CC}$	$>\frac{1}{3}V_{CC}$	1	低	导通
$<\frac{2}{3}V_{CC}$	$>\frac{1}{3}V_{CC}$	1	不变	不变
$<\frac{2}{3}V_{CC}$	$<\frac{1}{3}V_{CC}$	1	高	截止

（1）在单稳态模式下，当触发引脚 TRIG 上的电压降至 $\frac{1}{3}V_{CC}$ 以下时，555 定时器被触发，输出引脚 OUT 变为高电平。放电管 VT 截止，这时称 555 定时器"低触发"。

（2）当 THR 引脚电压高于 $\frac{2}{3}V_{CC}$，而 TRIG 引脚电压也高于 $\frac{1}{3}V_{CC}$ 时，RST 引脚被置 1，输出引脚 OUT 变为低电平，放电管 VT 导通，这时称 555 定时器"高触发"。

（3）当 THR 引脚电压低于 $\frac{2}{3}V_{CC}$，TRIG 引脚电压高于 $\frac{1}{3}V_{CC}$ 时，RST 引脚被置 1，触发器的状态不变，电路也保持原状态不变，这时称 555 定时器"保持"。

（4）RST 是复位引脚，具有最高的控制级别，通常工作时置于 1，当为 0 时，不管输入为多少，输出都为低电平。

3. 555 定时器的典型电路

1）单稳态触发器

图 5-5-2 所示为 555 定时器配合外部电阻 R 和电容 C 所组成的单稳态触发器电路图。图中，VD 为钳位二极管，而 555 定时器在单稳态模式下，其输入 u_i 端会接收电源电压，此时，内置的三极管 VT 处于导通状态，导致 OUT 引脚输出一个低电平信号 u_o。若 u_i 端收到一个负脉冲信号，将导致触发引脚 TRIG 电压陡降至阈值电压以下，这会驱动低电平比较器启动并使电路进入单稳态工作周期。于是电容 C 便开始充电过程，并且其电压 u_C 以指数形式递增。u_C 一旦充电至特定阈值电压 $\frac{2}{3}V_{CC}$，高电平比较器 C_1 被激活，随之触发器触发翻转，这将使 u_o 从高电平回落至低电平，同时三极管 VT 再度被激活进入导通状态。如此一来，电容 C 上的电荷便迅速通过 VT 放电，单稳态工作周期结束，系统状态恢复至初始状态，以备接收下一个脉冲信号。相关波形可以参考图 5-5-3。

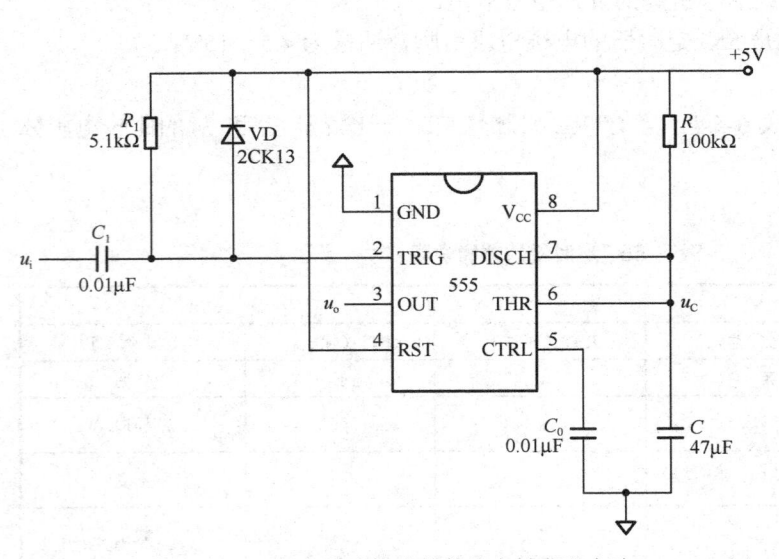

图 5-5-2　555 定时器构成的单稳态触发器电路

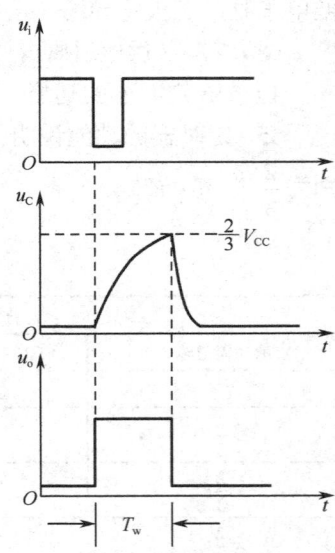

图 5-5-3　单稳态触发器波形图

延迟时间 T_w 与附加的电阻 R 和电容 C 的数值有关，计算公式为
$$T_w = 1.1RC$$
通过调整 R 和 C 的值，T_w 可以在微秒级到数十分钟不等的范围内进行调节。当此单稳态触发器用作定时器时，它能够直接操控一个小型的继电器。复位过程可以通过将复位引脚 RST 接地来实现，这样便可以终止暂态并重置计时。为了防止继电器线圈产生的逆向电动势对内部的三极管 VT 造成损害，应在继电器线圈上并联一个续流二极管。

2）施密特触发器

如图 5-5-4 所示，通过将 THR 引脚和 TRIG 引脚同时连接到信号发生源作为输入，即可构成施密特触发器。图 5-5-5 展示了施密特触发器输入电压和输出电压的波形图。

若输入为正弦波 u_s，其正半周期的电压通过二极管 VD 同时传递给 555 定时器的 TRIG 引脚和 THR 引脚，由此产生的输入电压 u_i 将成为半波整流的波形。当输入电压 u_i 增加到 $\frac{2}{3}V_{CC}$ 时，输出电压 u_o 将会从高电平切换至低电平；同样，当输入电压 u_i 降至 $\frac{1}{3}V_{CC}$ 时，输出电压 u_o 则会从低电平切换回高电平。这一变化的电压差称为回差电压，为

$$\Delta U = \frac{2}{3}V_{CC} - \frac{1}{3}V_{CC} = \frac{1}{3}V_{CC}$$

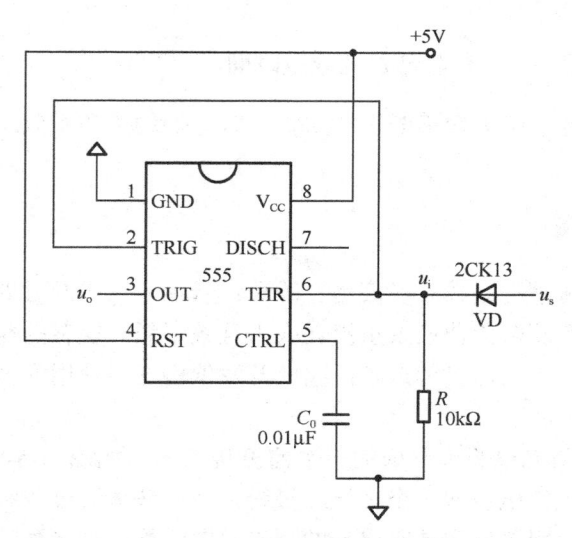

图 5-5-4　555 定时器构成的施密特触发器电路

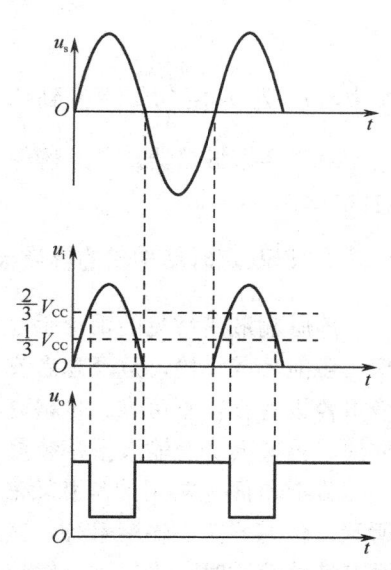

图 5-5-5　施密特触发器的波形图

3）多谐振荡器

图 5-5-6 展示了一个由 555 定时器和外围元件 R_1、R_2 与 C 构成的多谐振荡器，其中定时器的 TRIG 引脚与 THR 引脚连接在一起。这样的设计电路没有稳态，只有两个暂稳态，并且不依赖外部的触发信号。电路依靠电源为电容 C 通过电阻 R_1 和 R_2 充电以及电容 C 通过电阻 R_2 放电来实现振荡功能。电容 C 在电压 $\frac{2}{3}V_{CC}$ 和 $\frac{1}{3}V_{CC}$ 之间进行充放电过程，导致输出端产生一连串的方波，输出波形如图 5-5-7 所示。

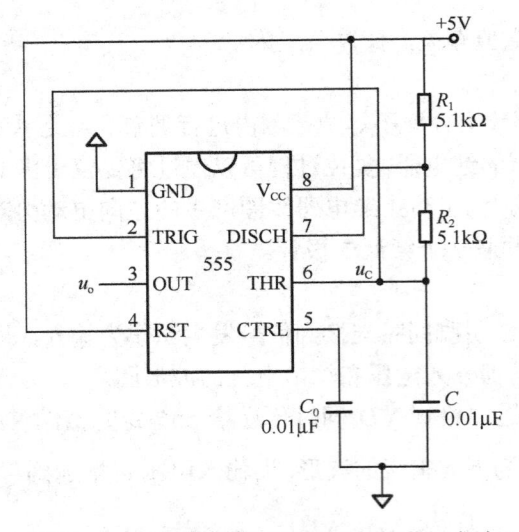

图 5-5-6　555 定时器构成的多谐振荡器电路 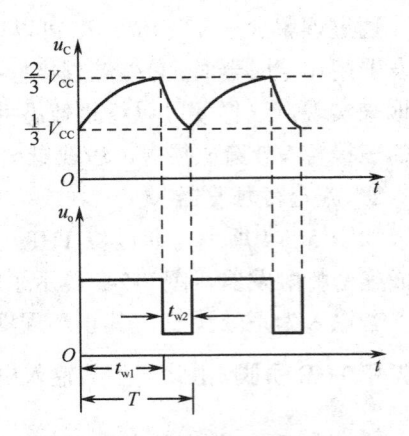　　　　图 5-5-7　多谐振荡器的波形图

输出信号的时间常数为

$$T = t_{w1} + t_{w2}$$
$$t_{w1} = 0.7(R_1 + R_2)C$$
$$t_{w2} = 0.7R_2C$$

其中，t_{w1} 为 u_C 由 $\frac{1}{3}V_{CC}$ 上升到 $\frac{2}{3}V_{CC}$ 所需的时间，t_{w2} 为电容 C 的放电时间。

对于多谐振荡器，必须确保电阻 R_1 与 R_2 的阻值均不低于 1kΩ，同时它们的总和不应超过 3.3MΩ。

4. 555 定时器构成的输液报警器设计思路

静脉输液是常见的治疗手段，但长时间输液可导致患者疲劳、睡着，若输完后未及时处理，可能形成气栓，危及患者安全。目前，监测输液药液余量消耗人力且效率低。现有的输液报警设备存在不可靠、价格高、使用不便、容易污染等缺点，因此开发价格低、使用安全便捷、报警准确的输液报警装置非常有必要。

目前市面上常用的静脉输液报警器是采用光电原理制成的一个监测传感器，如图 5-5-8 所示，传感器夹在输液管外，其内部是一个光敏电阻和一个发光二极管，当有液体流过时和没有液体流过时，光线透过输液管到达光敏电阻的光强是有差异的，光敏电阻将这种光强的变化转换为电阻的变化，通过后续电路可以实现报警。

下面我们采用 555 定时器组成的触发电路对有无液体流过时光敏电阻阻值的变化进行判断并报警。因此，整个输液报警器的组成如图 5-5-9 所示。

在电源模块部分，由直流稳压电源予以供电。光电探头则通过发光二极管与光敏电阻进行搭建。而该设计的关键环节在于后续的触发电路与报警模块，其中触发电路的作用是对输液过程中光电探头的电压变化予以精准识别，并向报警模块发送指令。

(a)   (b)

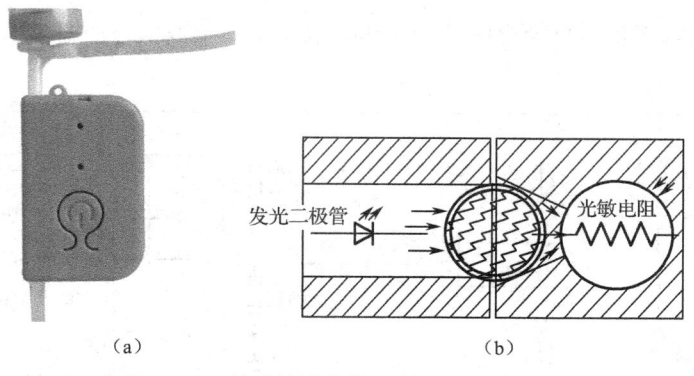

图 5-5-8   静脉输液报警器外形及其原理图

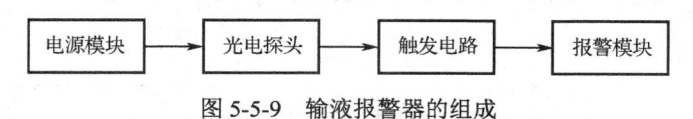

图 5-5-9   输液报警器的组成

  一种典型的设计呈现于图 5-5-10。在此设计中，光电探头接入惠更斯电桥。从图 5-5-10 中能够清晰地看到，该电桥由 R_2、R_{a1}、R_{a2} 和 R_{a3} 构成。其中，R_2 为光敏电阻，其余三个均为可调节的电位器，这使得操作人员能够根据实际需求灵活调整，以达成电桥的平衡状态。在初始设置时，R_{a1} 和 R_{a2} 的阻值被设定为一致，而 R_{a3} 的阻值则设定在光敏电阻可能出现的最高和最低阻值区间内。该电桥能够将光电探头电阻的变化转化为输出电压的变化，随后，这一电压变化信号将被输入至一个比较器中，以便后续进行信号处理与分析。

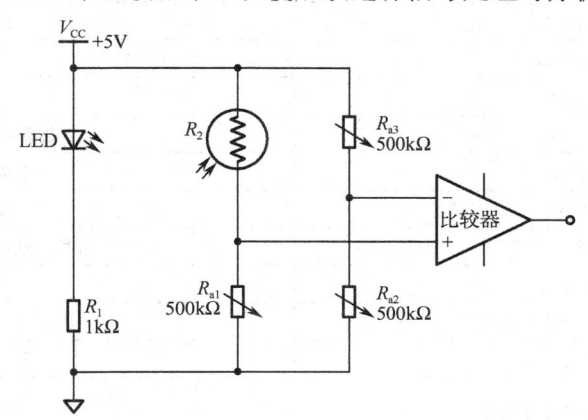

图 5-5-10   未加 555 定时器的输液报警器电路图

  同时，为显著提升报警信号的可视程度，在比较器的输出端接入由 555 定时器构成的触发电路。如此一来，与之相连的发光二极管便会产生闪烁效果，以此强化警示作用。基于上述设计思路，完整的电路图呈现于图 5-5-11。

  在实际工作过程中，当输液管内存在液体时，光线被液体吸收，使光敏电阻的阻值降低。此时，比较器负端的输入电压高于正端，导致比较器输出低电平，进而使 555 触发器的输出为 0，最终使后级报警电路处于非工作状态。反之，当输液管中无液体时，光敏电阻因被光线直接照射，阻值升高，这使比较器正端的输入电压高于负端，比较器输出高电平，555 触发器由此被激活，进而触发后级报警电路开始工作，以实现对输液状态的有效监控与及时报警。

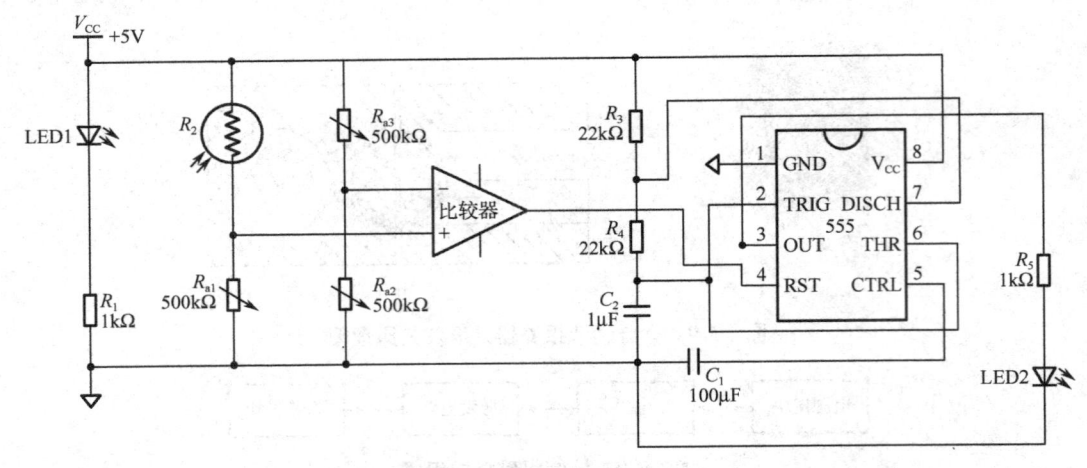

图 5-5-11 输液报警器电路图

5.5.4 实验设备及器材

实验设备及器材见表 5-5-2。

表 5-5-2 实验设备及器材

名　　称	数　　量
直流稳压电源	1 台
数字万用表	1 台
面包板	1 块
电阻、电容	见电路图 5-5-11
NE555	1 块
μA741	1 块
发光二极管（LED）	绿色、红色各 1 个
光敏电阻	1 个
离心管	1 个
导线	若干

5.5.5 实验内容和步骤

（1）电路搭建：参照图 5-5-11 所示的电路布局，精心搭建实验电路，确保各电子元器件的连接准确无误，导线连接稳固，避免出现虚接、短路等问题。

（2）电源设置：将直流稳压电源的输出电压精确调整至+5V，为搭建好的电路提供稳定的电力供应，保证电路各部分能够正常运行。

（3）电桥平衡调节：调节电位器 R_{a1}、R_{a2} 和 R_{a3} 的阻值大小，使电桥达到平衡状态，此时确保电桥输出电压为 0。

（4）功能测试与调试：取一离心管，将其完全装满水，以此模拟输液管的工作状态。随后，将绿色二极管与光敏电阻分别置于离心管两侧，并密切监测红色二极管在离心管有水和无水两种状态下的发光情况。若红色二极管的发光情况与预期不符，即不正常时，可通过再次微调 R_{a1}、R_{a2} 和 R_{a3} 的阻值，优化电路性能，直至红色二极管能够根据离心管内的水位变化，准确、正常地发出报警信号。

5.5.6 实验报告要求与思考题

1. 实验报告要求

（1）在电路图中注明各电位器最后确定的阻值。
（2）分析实验时遇到的问题并提出解决办法。

2. 思考题

（1）如何设计一个带时间延迟的报警系统，以避免液位波动导致的误报警？
（2）如何扩展电路功能，使其能够同时检测多个输液管中的液位并分别报警？
（3）如何用 555 定时器设计一个方波发生电路？并解释方波频率和占空比如何调节。

5.6 实验 6——病房呼叫系统设计

5.6.1 实验目的

（1）掌握病房呼叫系统的基本原理和设计流程。
（2）理解集成逻辑门的基本工作原理及其在实际电子系统中的应用。
（3）学习如何用集成逻辑门电路设计构建简单的病房呼叫系统。

5.6.2 预习要求

（1）阅读相关集成逻辑门（与非门、或非门、非门等）的数据手册。
（2）理解与、或、非、异或这几种基本的逻辑运算。
（3）预习 74LS148、74LS04、74LS11 的真值表和逻辑功能。

5.6.3 实验原理

病房呼叫系统作为保障病人能够及时获得医疗帮助的关键紧急工具，在现代医疗体系中扮演着不可或缺的角色。其主要功能在于为病人提供一种便捷的方式，以便在有需求时迅速请求医护人员前来查看。

以某医院为例，该医院设有 4 个病房，分别标记为 A_1 病房、A_2 病房、A_3 病房和 A_4 病房。在每个病房的显眼位置，都安装了一个专门的呼叫按钮，这些按钮成为病人与医护人员沟通的直接桥梁。同时，在护士值班室里，安装了与各个病房一一对应的指示灯，即 Z_1 指示灯、Z_2 指示灯、Z_3 指示灯和 Z_4 指示灯。这一设计确保了护士能够在第一时间直观地了解到是哪个病房的病人发出了呼叫请求。在优先显示方面，A_1 病房>A_2 病房>A_3 病房>A_4 病房。

该病房呼叫系统有着明确且严格的运行逻辑要求。
（1）A_1 病房呼叫逻辑：当 A_1 病房的病人按下呼叫按钮时，无论其他病房的按钮处于何种状态，在护士值班室中，只有 Z_1 指示灯会亮起。这一设计保证了 A_1 病房的呼叫信号具有独立性和优先显示性，能够让护士清晰地知晓是 A_1 病房的病人需要医疗服务，避免因其他病房的干扰而延误对 A_1 病房病人的响应。

（2）A_2 病房呼叫逻辑：当 A_2 病房的病人按下呼叫按钮，并且此时 A_1 病房的按钮未被按下时，护士值班室里仅有 Z_2 指示灯亮起。即使 A_3 病房和 A_4 病房的按钮状态不确定（无论是处于按下还是未按下状态），都不会影响 Z_2 指示灯的单独亮起。这种设计使 A_2 病房的呼叫信息能够优于 A_3 病房和 A_4 病房，确保 A_2 病房的病人能够及时得到关注。

（3）A_3 病房呼叫逻辑：若 A_3 病房的按钮被按下，而在此之前 A_1 病房和 A_2 病房的按钮均未被按下，那么无论 A_4 病房的按钮是按下还是未按下，在护士值班室中，仅有 Z_3 指示灯会被点亮。这一规则保证了 A_3 病房的呼叫信号在满足特定条件时能够准确地被护士接收，确保 A_3 病房的呼叫优于 A_4 病房。

（4）A_4 病房呼叫逻辑：只有当 A_4 病房的病人按下呼叫按钮，同时 A_1 病房、A_2 病房和 A_3 病房的按钮都处于未按下状态时，护士值班室里的 Z_4 指示灯才会亮起。

通过这样一套严谨的病房呼叫系统，能够极大地提高医院病房管理的效率和准确性，为病人的及时救治和护理提供有力保障。

在构建病房呼叫系统时，我们可借助逻辑门电路来达成这一目标。具体而言，通过按钮输入作为不同病房的呼叫信号载体，利用逻辑门电路对这些信号进行精准处理，进而驱动 LED 指示灯作为直观的显示方式，以此清晰地指示出是哪个病房发起了呼叫请求。在本次实验中，选用优先编码器 74LS148 以及与之适配的门电路来展开系统设计。

基于以上详细的设计要求，梳理出病房呼叫系统的电路真值表，如表 5-6-1 所示。其中，$\overline{A_1}$、$\overline{A_2}$、$\overline{A_3}$、$\overline{A_4}$ 这 4 个信号分别代表着 A_1、A_2、A_3 和 A_4 病房的按钮状态，其中，用 0 来表示按钮被按下，而 1 则代表按钮处于未按下状态。将这 4 个反映病房按钮状态的信号作为优先编码器 74LS148 的输入信号，经过编码器的处理，其对应的输出端会产生 $\overline{Y_2}$、$\overline{Y_1}$、$\overline{Y_0}$ 这三个信号。与此同时，Z_1、Z_2、Z_3、Z_4 的值则分别代表着 4 个指示灯的亮、灭状态，其中，1 表示指示灯亮起，0 则表示指示灯处于熄灭状态。

表 5-6-1 病房呼叫系统的电路真值表

| \multicolumn{7}{c|}{输入} | \multicolumn{4}{c}{输出} |
$\overline{A_1}$	$\overline{A_2}$	$\overline{A_3}$	$\overline{A_4}$	$\overline{Y_2}$	$\overline{Y_1}$	$\overline{Y_0}$	Z_1	Z_2	Z_3	Z_4
0	X	X	X	1	0	0	1	0	0	0
1	0	X	X	1	0	1	0	1	0	0
1	1	0	X	1	1	0	0	0	1	0
1	1	1	0	1	1	1	0	0	0	1

根据表 5-6-1，可以列出病房呼叫系统电路的逻辑表达式，为

$$\begin{cases} Z_1 = \overline{\overline{Y_2}Y_1Y_0} \\ Z_2 = \overline{\overline{Y_2}Y_1\overline{Y_0}} \\ Z_3 = \overline{\overline{Y_2}Y_1Y_0} \\ Z_4 = \overline{\overline{Y_2}Y_1Y_0} \end{cases}$$

因此可以根据这个逻辑表达式，画出病房呼叫系统的电路图，如图 5-6-1 所示。

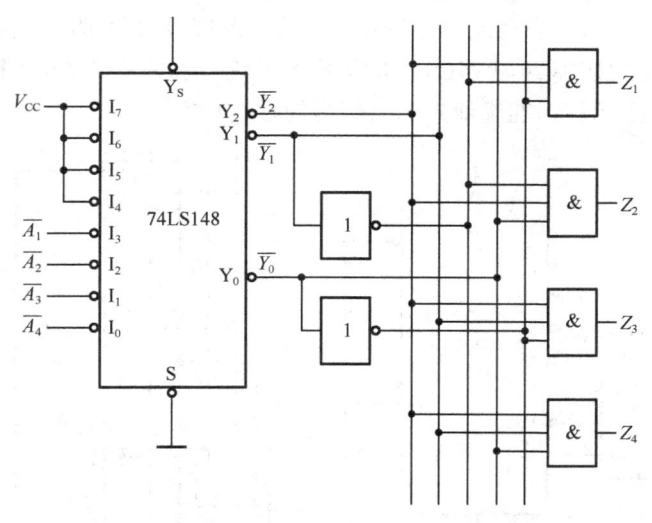

图 5-6-1 病房呼叫系统电路图

5.6.4 实验设备及器材

实验设备及器材见表 5-6-2。

表 5-6-2 实验设备及器材

名　称	数　量
按钮	4 个
74LS04	1 块
74LS11	2 块
74LS148	1 块
发光二极管	4 个
470Ω 限流电阻	4 个
导线	若干

5.6.5 实验内容和步骤

1）设计电路

依据病房呼叫系统的具体要求，构思并绘制逻辑电路图。以一个按钮对应一间病房的呼叫信号，以此实现对不同病房呼叫信号的独立采集。LED 代表与病房对应的信号指示灯，为防止过大电流对 LED 指示灯造成损坏，给每个 LED 指示灯都串联了一个限流电阻，从而保障指示灯稳定、持久地工作。最终完成的电路图，如图 5-6-2 所示。

2）搭建电路

在完成电路图设计后，在面包板上进行实际电路的搭建工作。首先，将集成电路芯片小心地插入面包板相应的位置，确保插入牢固且位置准确无误。随后，按照图 5-6-2 所示的连接方式，逐一连接各个引脚，每一根导线的连接都经过仔细核对，以避免出现错接、虚接等问题。接着，处理按钮的连接，将按钮的一端与电源可靠相连，另一端则精准连接到74LS148的对应输入端，这样一来，当病人按下按钮时，系统就能及时处理呼叫信号。对于LED指示灯的连接，通过限流电阻将其与74LS11的输出端相连，保证从74LS11输出的信号能够以合适的电流驱动LED指示灯，准确地指示出病房的呼叫状态。

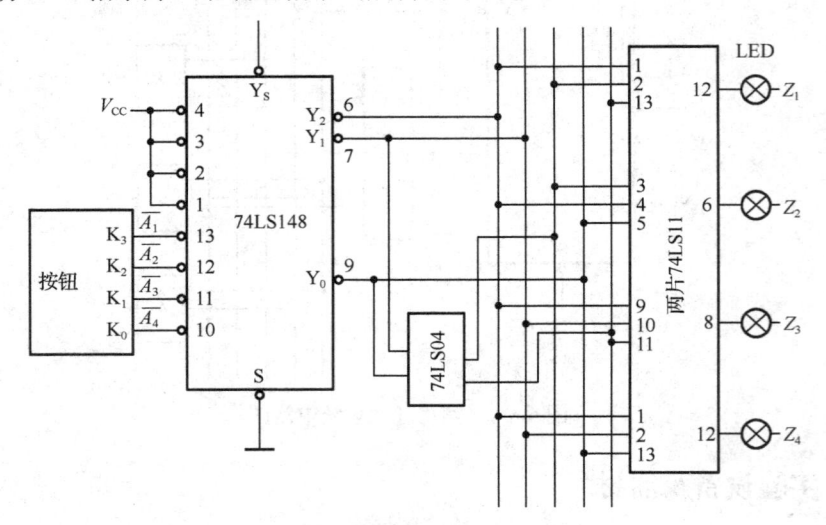

图5-6-2 病房呼叫系统电路图

3）测试电路

（1）首先开启电源，为整个系统提供稳定的电源支持。随后，对每个按钮进行单独测试。在测试过程中，严格按照实验表1的要求，依次控制按钮，使$\overline{A_1}$、$\overline{A_2}$、$\overline{A_3}$、$\overline{A_4}$按照既定顺序输入相应的信号，在每次输入信号后，密切观察LED指示灯的亮暗变化情况，并将Z_1、Z_2、Z_3、Z_4所对应的亮暗数据详细记录在表格中。

（2）检查当所有按钮都处于未按下状态时，LED指示灯是否保持熄灭状态，这是验证电路初始状态是否正常的关键步骤。

（3）若在测试过程中发现任何异常情况，比如指示灯不亮、亮暗情况与预期不符等问题，首先全面检查电路连接是否存在松动、短路、断路等情况，同时仔细核对逻辑门电路的搭建是否与电路图完全一致，从各个方面排查可能导致问题出现的原因。

实验表1 病房呼叫系统的电路结果

输 入				输 出			
$\overline{A_1}$	$\overline{A_2}$	$\overline{A_3}$	$\overline{A_4}$	Z_1	Z_2	Z_3	Z_4
0	X	X	X				
1	0	X	X				
1	1	0	X				
1	1	1	0				

4）调试与优化步骤

全面检查所有逻辑功能是否按照预期正常工作，逐一验证每一个呼叫信号的输入是否能准确对应指示灯的输出指示。若在检查过程中发现某些逻辑功能存在误差，或者电路性能有待提高，可根据实际情况对电路设计进行必要的调整。这可能涉及对集成电路芯片的选型更换、电路连接方式的优化，甚至是对整体电路架构的重新审视和改进，以确保病房呼叫系统能够以最佳状态运行。

5）记录与分析工作

在整个实验过程中，认真记录所有观察到的结果，包括按钮的操作情况、指示灯的亮暗变化情况以及在测试与调试过程中遇到的各种问题和解决方法。实验结束后，深入分析病房呼叫系统的逻辑电路工作情况，从信号的传输、处理到最终的指示输出，全面评估电路是否达到了设计要求。同时，仔细检查是否还存在可以进一步优化设计的空间，例如是否能够简化电路结构、提高电路的稳定性和可靠性，或者降低成本等。

5.6.6 实验报告要求与思考题

1. 实验报告要求

（1）整理实验数据，观察是否与预期目标相符。
（2）结合实验的主要发现，讨论可能的改进方法和优化措施。

2. 思考题

（1）如何在系统中增加病房号码显示功能，使医护人员能够快速定位呼叫的病房？
（2）探讨如何实现语音提示功能，以及其对系统性能的影响。

参 考 文 献

[1] 王晨光，周英君. 医学电子学基础实验[M]. 2版. 北京：人民卫生出版社，2017.

[2] 阎勇. 数字电子技术实践教程[M]. 北京：科学出版社，2019.

[3] 王素青，鲍宁宁. 电子线路实验与课程设计[M]. 北京：清华大学出版社，2019.

[4] 王鲁云，于海霞. 模拟电路实验与综合设计[M]. 北京：清华大学出版社，2016.

[5] 于维顺. 电路与电子技术实践教程[M]. 2版. 南京：东南大学出版社，2017.

[6] 华成英. 模拟电子技术基础[M]. 6版. 北京：高等教育出版社，2023.

[7] 董景波. 电工电子实训教程[M]. 北京：冶金工业出版社，2016.

[8] 程美玲，房磊. 电子装配工入门[M]. 合肥：安徽科学技术出版社，2007.

[9] 周开邻，王彩君，杨睿. 模拟电路实验[M]. 北京：国防工业出版社，2009.

[10] 张令通. 电子电路实验教程[M]. 北京：北京理工大学出版社，2013.

[11] 程春雨，商云晶，吴雅楠. 模拟电路实验与Multisim仿真实例教程[M]. 北京：电子工业出版社，2020.

[12] 何胜阳，赵雅琴. 电路基础创新与实践教程[M]. 哈尔滨：哈尔滨工业大学出版社，2020.

[13] 陈梓城，汪临伟，胡敏敏. 实用电子电路设计与调试（模拟电路）[M]. 北京：中国电力出版社，2011.

[14] 施琴，冯凯. 数字电路实验[M]. 南京：东南大学出版社，2021.

[15] 陈金西. 模拟电路实验与综合设计[M]. 厦门：厦门大学出版社，2009.

反侵权盗版声明

电子工业出版社依法对本作品享有专有出版权。任何未经权利人书面许可，复制、销售或通过信息网络传播本作品的行为；歪曲、篡改、剽窃本作品的行为，均违反《中华人民共和国著作权法》，其行为人应承担相应的民事责任和行政责任，构成犯罪的，将被依法追究刑事责任。

为了维护市场秩序，保护权利人的合法权益，我社将依法查处和打击侵权盗版的单位和个人。欢迎社会各界人士积极举报侵权盗版行为，本社将奖励举报有功人员，并保证举报人的信息不被泄露。

举报电话：（010）88254396；（010）88258888
传　　真：（010）88254397
E-mail：　dbqq@phei.com.cn
通信地址：北京市万寿路173信箱
　　　　　电子工业出版社总编办公室
邮　　编：100036